中医古籍白话普及系列

药性歌括四百味

白话讲记 ❽

曾培杰 —— 编著

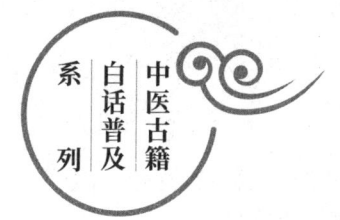

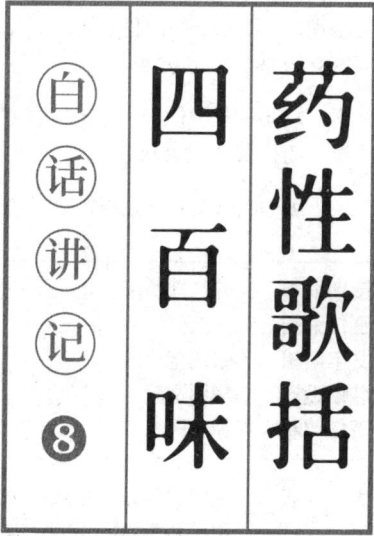

汪雪美 甘金宝 —— 整理

中国科学技术出版社
·北京·

图书在版编目（CIP）数据

《药性歌括四百味》白话讲记．⑧／曾培杰编著；汪雪美，甘金宝整理．—北京：中国科学技术出版社，2022.10
ISBN 978-7-5046-9529-1

Ⅰ．①药… Ⅱ．①曾… ②汪… ③甘… Ⅲ．①中药性味－方歌－中国－明代 Ⅳ．① R285.1

中国版本图书馆 CIP 数据核字（2022）第 054198 号

策划编辑	韩 翔 于 雷
责任编辑	王久红
文字编辑	张玥莹
装帧设计	华图文轩
责任印制	徐 飞

出 版	中国科学技术出版社
发 行	中国科学技术出版社有限公司发行部
地 址	北京市海淀区中关村南大街 16 号
邮 编	100081
发行电话	010-62173865
传 真	010-62179148
网 址	http://www.cspbooks.com.cn

开 本	889mm×1194mm 1/32
字 数	120 千字
印 张	9
版 次	2022 年 10 月第 1 版
印 次	2022 年 10 月第 1 次印刷
印 刷	运河（唐山）印务有限公司
书 号	ISBN 978-7-5046-9529-1/R•2878
定 价	26.00 元

（凡购买本社图书，如有缺页、倒页、脱页者，本社发行部负责调换）

内容提要

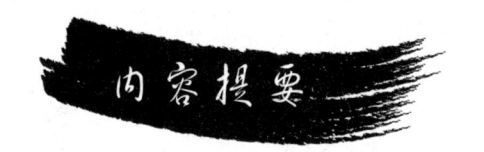

《药性歌括四百味》为明代医家龚廷贤所撰,在医药界流传颇广,影响很大,是一部深受读者欢迎的中医阐释性读物。该书以四言韵语文体,介绍了四百余味常用中药的功效和应用。内容简要,押韵和谐,便于记诵,不失为初学者的良师益友。但因成书年代久远,有些文字比较深奥,错讹之处亦属难免。鉴于此,编者以原著为依托,在无损原著的前提下,结合编者日常所遇病例,采用讲故事的形式,生动形象地讲述了各种药物的性味归经、主治及配伍方法等,轻松达到传播

与教授中医文化及中草药知识的目的。本套丛书将四百余味中药划分为110课，方便读者分段学习，有节奏，不枯燥。书中所举病例亦是通俗易懂，实用性强，适合于中医药工作者、中医药院校广大师生及中医药爱好者阅读参考。

前言

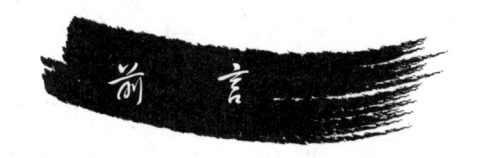

　　修己以敬，杏林先辈乃吾师；
　　视民如伤，病苦苍生皆吾子。

　　把患者的痛苦当成自己的痛苦，你就会奋不顾身地去研读经典，琢磨病理，谦恭讨教。

　　那么患者自己呢？

　　医生会说：把身体上的疾病交给我们，心灵上的疾病归你们管。

　　是的，有是病，用是药，但还有一句话叫心病还需心药医，求医不如求己。

　　吃药，却天天熬夜打麻将，脉道只会越来越小。

吃药,却天天好吃懒动,身体只会越来越壅堵。

吃药,却天天郁闷忿怒怄气,脏腑精气只会耗干。

吃药,却天天上网看手机电视,腰膝只会越来越酸痛。

……

心灵上的病,要我们自己来治。

如果不重视这个问题,病只会越来越严重,痛苦只会无穷无尽!

目录

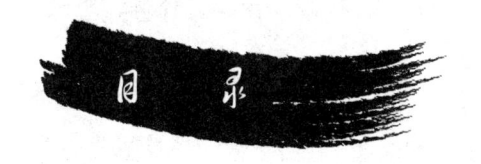

《药性歌括四百味》原文 / 001

第 86 课　茶、酒、醋、淡豆豉 / 037

　　茶茗性苦，热渴能济，上清头目，下消食气。
　　酒通血脉，消愁遣兴，少饮壮神，过多损命。
　　醋消肿毒，积瘕可去，产后金疮，血晕皆治。
　　淡豆豉寒，能除懊恼，伤寒头痛，兼理瘴气。

第 87 课　莲子、大枣、生姜、桑叶 / 053

　　莲子味甘，健脾理胃，止泻涩精，清心养气。
　　大枣味甘，调和百药，益气养脾，中满休嚼。
　　生姜性温，通畅神明，痰嗽呕吐，开胃极灵。
　　桑叶性寒，善散风热，明目清肝，又兼凉血。

第88课　浮萍、柽柳、胆矾、番泻叶　/　069

浮萍辛寒，发汗利尿，透疹散邪，退肿有效。
柽柳甘咸，透疹解毒，熏洗最宜，亦可内服。
胆矾酸寒，涌吐风痰，癫痫喉痹，烂眼牙疳。
番泻叶寒，食积可攻，肿胀皆逐，便秘能通。

第89课　寒水石、芦根、银柴胡、丝瓜络　/　083

寒水石咸，能清大热，兼利小便，又能凉血。
芦根甘寒，清热生津，烦渴呕吐，肺痈尿频。
银柴胡寒，虚热能清，又兼凉血，善治骨蒸。
丝瓜络甘，通络行经，解毒凉血，疮肿可平。

第90课　秦皮、紫花地丁、败酱草、红藤　/　099

秦皮苦寒，明目涩肠，清火燥湿，热痢功良。
紫花地丁，性寒解毒，痈肿疔疮，外敷内服。
败酱微寒，善治肠痈，解毒行瘀，止痛排脓。
红藤苦平，消肿解毒，肠痈乳痈，疗效迅速。

第91课 鸦胆子、白鲜皮、土茯苓、马勃 / 113

鸦胆子苦，治痢杀虫，疟疾能止，赘疣有功。
白鲜皮寒，疥癣疮毒，痹痛发黄，湿热可逐。
土茯苓平，梅毒宜服，既能利湿，又可解毒。
马勃味辛，散热清金，咽痛咳嗽，吐衄失音。

第92课 橄榄、鱼腥草、板蓝根、西瓜 / 129

橄榄甘平，清肺生津，解河豚毒，治咽喉痛。
蕺菜微寒，肺痈宜服，熏洗痔疮，消肿解毒。
板蓝根寒，清热解毒，凉血利咽，大头瘟毒。
西瓜甘寒，解渴利尿，天生白虎，清暑最好。

第93课 荷叶、豆卷、佩兰、冬瓜子 / 147

荷叶苦平，暑热能除，升清治泻，止血散瘀。
豆卷甘平，内清湿热，外解表邪，湿热最宜。
佩兰辛平，芳香辟秽，祛暑和中，化湿开胃。
冬瓜子寒，利湿清热，排脓消肿，化痰亦良。

第 94 课　海金沙、金钱草、赤小豆、泽漆　/　163

海金沙寒，淋病宜用，湿热可除，又善止痛。
金钱草咸，利尿软坚，通淋消肿，结石可痊。
赤小豆平，活血排脓，又能利水，退肿有功。
泽漆微寒，逐水捷效，退肿祛痰，兼治瘰疬。

第 95 课　葫芦、半边莲、海风藤、络石藤　/　175

葫芦甘平，通利小便，兼治心烦，退肿最善。
半边莲辛，能解蛇毒，痰喘能平，腹水可逐。
海风藤辛，痹证宜用，除湿祛风，通络止痛。
络石微寒，经络能通，祛风止痛，凉血消痈。

第 96 课　桑枝、千年健、松节、伸筋草　/　193

桑枝苦平，通络祛风，痹痛拘挛，脚气有功。
千年健温，除湿祛风，强筋健骨，痹痛能攻。
松节苦温，燥湿祛风，筋骨酸痛，用之有功。
伸筋草温，祛风止痛，通络舒筋，痹痛宜用。

第97课　虎骨、乌梢蛇、夜交藤、玳瑁　/　213

　　虎骨味辛，健骨强筋，散风止痛，镇惊安神。
　　乌梢蛇平，无毒性善，功同白花，作用较缓。
　　夜交藤平，失眠宜用，皮肤痒疮，肢体酸痛。
　　玳瑁甘寒，平肝镇心，神昏痉厥，热毒能清。

第98课　石决明、香橼、佛手、薤白　/　229

　　石决明咸，眩晕目昏，惊风抽搐，劳热骨蒸。
　　香橼性温，理气疏肝，化痰止呕，胀痛皆安。
　　佛手性温，理气宽胸，疏肝解郁，胀痛宜用。
　　薤白苦温，辛滑通阳，下气散结，胸痹宜尝。

方药集锦　/　244

精彩回顾　/　266

后记　/　271

《药性歌括四百味》原文

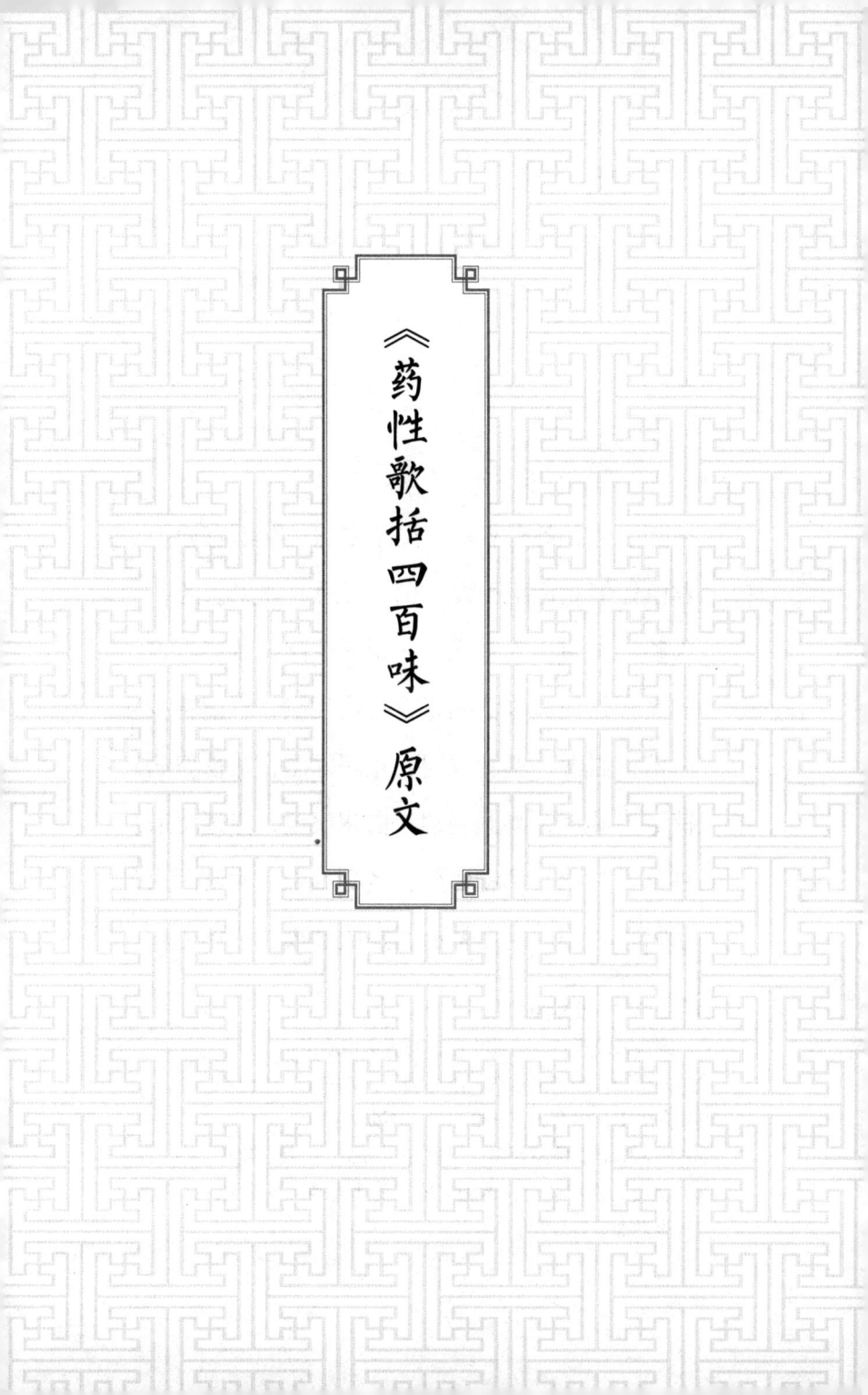

诸药之性，各有其功，温凉寒热，补泻宜通。
君臣佐使，运用于衷，相反畏恶，立见吉凶。
人参^①味甘，大补元气，止渴生津，调荣养卫。
黄芪^②性温，收汗固表，托疮生肌，气虚莫少。
白术^③甘温，健脾强胃，止泻除湿，兼祛痰痞。
茯苓^④味淡，渗湿利窍，白化痰涎，赤通水道。
甘草^⑤甘温，调和诸药，炙则温中，生则泻火。
当归^⑥甘温，生血补心，扶虚益损，逐瘀生新。

---

① 去芦用，反藜芦。
② 绵软如箭干者，疮疡生用，补虚蜜水炒用。
③ 去芦油，淘米泔水洗，薄切晒干，或陈土、壁土炒。
④ 去黑皮，中有赤筋，要去净，不损人目。
⑤ 一名国老，能解百毒，反甘遂、海藻、大戟、芫花。
⑥ 酒浸，洗净切片，体肥痰盛，姜汁浸晒。身养血，尾破血，全活血。

白芍① 酸寒，能收能补，泻痢腹痛，虚寒勿与。

赤芍② 酸寒，能泻能散，破血通经，产后勿犯。

生地③ 微寒，能消湿热，骨蒸烦劳，养阴凉血。

熟地④ 微温，滋肾补血，益髓填精，乌须黑发。

麦门⑤ 甘寒，解渴祛烦，补心清肺，虚热自安。

天门⑥ 甘寒，肺痿肺痈，消痰止嗽，喘热有功。

黄连⑦ 味苦，泻心除痞，清热明眸，厚肠止痢。

黄芩⑧ 苦寒，枯泻肺火，子清大肠，湿热皆可。

黄柏⑨ 苦寒，降火滋阴，骨蒸湿热，下血堪任。

栀子⑩ 性寒，解郁除烦，吐衄胃痛，火降小便。

---

① 有生用者，有酒炒用者。
② 宜用生。
③ 一名芐，怀庆出者，用酒洗，竹刀切片，晒干。
④ 用怀庆生地黄，酒拌蒸至黑色，竹刀切片，勿犯铁器，忌萝卜葱蒜，用姜汁炒，除膈闷。
⑤ 水浸，去心用，不令人烦。
⑥ 水浸，去心皮。
⑦ 去须，下火童便，痰火姜汁，伏火盐汤，气滞火吴萸，肝胆火猪胆，实火朴硝，虚火酒炒。
⑧ 去皮枯朽，或生或酒炒。
⑨ 去粗皮，或生，或酒，或蜜，或童便，或乳汁炒，一名黄檗。
⑩ 生用清三焦实火，炒黑清三焦郁热，又能清曲屈之火。

连翘① 苦寒，能消痈毒，气聚血凝，湿热堪逐。

石膏② 大寒，能泻胃火，发渴头痛，解肌立妥。

滑石③ 沉寒，滑能利窍，解渴除烦，湿热可疗。

贝母④ 微寒，止嗽化痰，肺痈肺痿，开郁除烦。

大黄苦寒，实热积聚，蠲痰逐水，疏通便闭。

柴胡⑤ 味苦，能泻肝火，寒热往来，疟疾均可。

前胡⑥ 微寒，宁嗽化痰，寒热头痛，痞闷能安。

升麻⑦ 性寒，清胃解毒，升提下陷，牙痛可逐。

桔梗⑧ 味苦，疗咽痛肿，载药上升，开胸利壅。

紫苏叶⑨ 辛，风寒发表，梗下诸气，消除胀满。

麻黄⑩ 味辛，解表出汗，身热头痛，风寒发散。

---

① 去梗心。
② 或生或煅，一名解石。
③ 细腻洁白者佳，粗头青黑者勿用，研末以水飞过。
④ 去心，黄白色轻松者佳。
⑤ 去芦，要北者佳。
⑥ 去芦，要软者佳。
⑦ 去须，青绿者佳。
⑧ 去芦，青白者佳。
⑨ 背面并紫者佳。
⑩ 去根节，宜陈久，止汗用根。

葛根①味甘，祛风发散，温疟往来，止渴解酒。

薄荷②味辛，最清头目，祛风散热，骨蒸宜服。

防风③甘温，能除头晕，骨节痹痛，诸风口噤。

荆芥④味辛，能清头目，表汗祛风，治疮消瘀。

细辛⑤辛温，少阴头痛，利窍通关，风湿皆用。

羌活⑥微温，祛风除湿，身痛头痛，舒筋活络。

独活⑦辛苦，颈项难舒，两足湿痹，诸风能除。

知母⑧味苦，热渴能除，骨蒸有汗，痰咳皆舒。

白芷⑨辛温，阳明头痛，风热瘙痒，排脓通用。

藁本⑩气温，除头巅顶，寒湿可祛，风邪可屏。

香附⑪味甘，快气开郁，止痛调经，更消宿食。

---

① 白粉者佳。
② 一名鸡苏，龙脑者佳，辛香通窍而散风热。
③ 去芦。
④ 一名假苏，用穗又能止冷汗虚汗。
⑤ 华阴者佳，反藜芦，能发少阴之汗。
⑥ 一名羌青，目赤亦要。
⑦ 一名独摇草，又名胡王使者。
⑧ 去皮毛，生用泻胃火，酒炒泻肾火。
⑨ 一名芳香，可作面脂。
⑩ 去芦。
⑪ 即莎草根，忌铁器。

乌药① 辛温，心腹胀痛，小便滑数，顺气通用。

枳实② 味苦，消食除痞，破积化痰，冲墙倒壁。

枳壳③ 微寒，快气宽肠，胸中气结，胀满堪尝。

白蔻④ 辛温，能祛瘴翳，温中行气，止呕和胃。

青皮⑤ 苦温，能攻气滞，削坚平肝，安胃下食。

陈皮⑥ 辛温，顺气宽膈，留白和胃，消痰去白。

苍术⑦ 苦温，健脾燥湿，发汗宽中，更祛瘴翳。

厚朴⑧ 苦温，消胀泄满，痰气泻痢，其功不缓。

南星⑨ 性热，能治风痰，破伤强直，风搐自安。

半夏⑩ 味辛，健脾燥湿，痰厥头疼，嗽呕堪入。

藿香⑪ 辛温，能止呕吐，发散风寒，霍乱为主。

---

① 一名旁其，一名天台乌。
② 如鹅眼，色黑，陈者佳，水浸去瓤，切片麸炒。
③ 水浸去瓤，切片麸炒。
④ 去壳取仁。
⑤ 水浸去瓤，切片。
⑥ 温水略洗，刮去瓤，又名橘红。
⑦ 米泔水浸透，搓去黑皮，切片炒干。
⑧ 要厚如紫豆者佳，去粗皮，姜汁炒。
⑨ 姜汤泡透，切片用，或为末，包入牛胆内，名曰牛胆南星。
⑩ 一名守田，反乌头，滚水泡透，切片，姜汁炒。
⑪ 或用叶，或用梗，或梗叶兼用。

槟榔①辛温，破气杀虫，祛痰逐水，专除后重。

腹皮②微温，能下膈气，安胃健脾，浮肿消去。

香薷③味辛，伤暑便涩，霍乱水肿，除烦解热。

扁豆④微温，转筋吐泻，下气和中，酒毒能化。

猪苓⑤味淡，利水通淋，消肿除湿，多服损肾。

泽泻⑥甘寒，消肿止渴，除湿通淋，阴汗自遏。

木通⑦性寒，小肠热闭，利窍通经，最能导滞。

车前子⑧寒，溺涩眼赤，小便能通，大便能实。

地骨皮⑨寒，解肌退热，有汗骨蒸，强阴凉血。

木瓜⑩味酸，湿肿脚气，霍乱转筋，足膝无力。

威灵⑪苦温，腰膝冷痛，消痰痃癖，风湿皆用。

---

① 如鸡心者佳。
② 多有鸠粪毒，用黑豆汤洗净。
③ 陈久者佳。
④ 微炒。
⑤ 削去黑皮，切片。
⑥ 去毛。
⑦ 去皮切片。
⑧ 去壳。
⑨ 去骨。
⑩ 酒洗。
⑪ 去芦酒洗。

牡丹①苦寒，破血通经，血分有热，无汗骨蒸。

玄参②苦寒，清无根火，消肿骨蒸，补肾亦可。

沙参③味苦，消肿排脓，补肝益肺，退热除风。

丹参④味苦，破积调经，生新去恶，祛除带崩。

苦参⑤味苦，痈肿疮疥，下血肠风，眉脱赤癞。

龙胆苦寒，疗眼赤疼，下焦湿肿，肝经热烦。

五加皮⑥温，祛痛风痹，健步坚筋，益精止沥。

防己气寒，风湿脚痛，热积膀胱，消痈散肿。

地榆⑦沉寒，血热堪用，血痢带崩，金疮止痛。

茯神⑧补心，善镇惊悸，恍惚健忘，兼除怒恚。

远志⑨气温，能祛惊悸，安神镇心，令人多记。

酸枣⑩味酸，敛汗祛烦，多眠用生，不眠用炒。

---

① 去骨。
② 紫黑者佳，反藜芦。
③ 去芦，反藜芦。
④ 反藜芦。
⑤ 反藜芦。
⑥ 此皮浸酒，轻身延寿，宁得一把五加，不用金玉满车。
⑦ 如虚寒水泻，切宜忌之。
⑧ 去皮木。
⑨ 甘草汤浸一宿，去骨晒干。
⑩ 去核取仁。

菖蒲[1]性温，开心利窍，祛痹除风，出声至妙。

柏子[2]味甘，补心益气，敛汗润肠，更疗惊悸。

益智[3]辛温，安神益气，遗溺遗精，呕逆皆治。

甘松味香，善除恶气，治体香肌，心腹痛已。

小茴[4]性温，能除疝气，腹痛腰疼，调中暖胃。

大茴[5]味辛，疝气脚气，肿痛膀胱，止呕开胃。

干姜[6]味辛，表解风寒，炮苦逐冷，虚寒尤堪。

附子[7]辛热，性走不守，四肢厥冷，回阳功有。

川乌[8]大热，搜风入骨，湿痹寒疼，破积之物。

木香[9]微温，散滞和胃，诸风能调，行肝泻肺。

沉香降气，暖胃追邪，通天彻地，气逆为佳。

---

[1] 去毛，一寸九节者佳，忌铁器。
[2] 去壳取仁，即柏仁。
[3] 去壳取仁，研碎。
[4] 盐酒炒。
[5] 即怀香子。
[6] 纸包水浸，火煨，切片慢火煨至极黑，亦有生用者。
[7] 皮黑，顶正圆，一两一枚者佳，面裹火煨，去皮脐，童便浸一宿，慢火煮，晒干密封，切片用，亦有该用生者。
[8] 顶歪斜，制同附子。
[9] 形如枯骨，苦口粘牙者佳。

丁香① 辛热，能除寒呕，心腹疼痛，温胃可晓。

砂仁② 性温，养胃进食，止痛安胎，行气破滞。

荜澄茄③ 辛，除胀化食，消痰止哕，能逐寒气。

肉桂④ 辛热，善通血脉，腹痛虚寒，温补可得。

桂枝小梗，横行手臂，止汗舒筋，治手足痹。

吴萸⑤ 辛热，能调疝气，脐腹寒疼，酸水能治。

延胡⑥ 气温，心腹卒痛，通经活血，跌仆血崩。

薏苡⑦ 味甘，专除湿痹，筋节拘挛，肺痈肺痿。

肉蔻⑧ 辛温，脾胃虚冷，泻痢不休，功可立等。

草蔻⑨ 辛温，治寒犯胃，作痛呕吐，不食能食。

诃子⑩ 味苦，涩肠止痢，痰嗽喘急，降火敛肺。

---

① 雄丁香如钉子长，雌丁香如枣核大。
② 去壳取仁。
③ 系嫩胡椒，青时摘取者是。
④ 去粗皮，不见火，妊娠用要炒黑，厚者肉桂，薄者官桂。
⑤ 去梗，汤泡，微炒。
⑥ 即玄胡索。
⑦ 一名穿谷米，去壳取仁。
⑧ 一名肉果，面包，煨熟切片，纸包，捶去油。
⑨ 建宁有淡红花内白色子是真的。
⑩ 又名诃藜勒，六棱黑色者佳，火煨去核。

草果①味辛，消食除胀，截疟逐痰，解瘟辟瘴。

常山②苦寒，截疟除痰，解伤寒热，水胀能宽。

良姜③性热，下气温中，转筋霍乱，酒食能攻。

山楂④味甘，磨消肉食，疗疝催疮，消膨健胃。

神曲⑤味甘，开胃进食，破结逐痰，调中下气。

麦芽⑥甘温，能消宿食，心腹膨胀，行血散滞。

苏子味辛，祛痰降气，止咳定喘，更润心肺。

白芥子⑦辛，专化胁痰，疟蒸痞块，服之能安。

甘遂⑧苦寒，破癥消痰，面浮蛊胀，利水能安。

大戟⑨甘寒，消水利便，腹胀癥坚，其功瞑眩。

芫花⑩寒苦，能消胀蛊，利水泻湿，止咳痰吐。

---

① 去壳取仁。
② 酒浸切片。
③ 结实秋收名红豆蔻，善解酒毒，余治同。
④ 一名糖球子，俗呼山里红，蒸，去核用。
⑤ 炒黄色。
⑥ 炒，孕妇勿用，恐堕胎元。
⑦ 微炒。
⑧ 反甘草。
⑨ 反甘草。
⑩ 反甘草。

商陆①苦寒，赤白各异，赤者消风，白利水气。

海藻②咸寒，消瘿散疬，除胀破癥，利水通闭。

牵牛③苦寒，利水消肿，蛊胀疟癖，散滞除壅。

葶苈④辛苦，利水消肿，痰咳癥瘕，治喘肺痈。

瞿麦苦寒，专治淋病，且能堕胎，通经立应。

三棱⑤味苦，利血消癖，气滞作痛，虚者当忌。

五灵味甘，血滞腹痛，止血用炒，行血用生。

干漆⑥辛温，通经破瘕，追积杀虫，效如奔马。

蒲黄味甘，逐瘀止崩，止血须炒，破血用生。

苏木甘咸，能行积血，产后血经，兼医仆跌。

桃仁⑦甘平，能润大肠，通经破瘀，血瘕堪尝。

莪术⑧温苦，善破痃癖，止痛消瘀，通经最宜。

姜黄味辛，消痈破血，心腹结痛，下气最捷。

---

① 一名章柳。
② 与海带、昆布，散结溃坚功同，反甘草。
③ 黑者属水力速，白者属金力迟，并取头末用。
④ 隔纸略炒。
⑤ 去毛，火煨，切片，醋炒。
⑥ 捣，炒令烟尽，生则损人伤胃。
⑦ 汤浸，尖皮皆去尽，研如泥。
⑧ 去根，火煨，切片，醋炒。

郁金味苦，破血行气，血淋溺血，郁结能舒。
金银花⁹甘，疗痈无对，未成则散，已成则溃。
漏芦⑩性寒，祛恶疮毒，补血排脓，生肌长肉。
蒺藜味苦，疗疮瘙痒，白癜头疮，翳除目朗。
白及味苦，功专收敛，肿毒疮疡，外科最善。
蛇床辛苦，下气温中，恶疮疥癞，逐瘀祛风。
天麻味甘，能祛头眩，小儿惊痫，拘挛瘫痪。
白附辛温，治面百病，血痹风疮，中风痰症。
全蝎味辛，祛风痰毒，口眼㖞斜，风痫发搐。
蝉蜕甘寒，消风定惊，杀疳除热，退翳侵睛。
僵蚕⑪味咸，诸风惊痫，湿痰喉痹，疮毒瘢痕。
蜈蚣⑫味辛，蛇虺恶毒，镇惊止痉，堕胎逐瘀。
木鳖甘寒，能追疮毒，乳痈腰疼，消肿最速。
蜂房咸苦，惊痫瘛疭，牙疼肿毒，瘰疬乳痈。

---

⑨ 一名忍冬，一名鹭鸶藤，一名金钗股，一名老翁须。
⑩ 一名野兰。
⑪ 去丝酒炒。
⑫ 头足赤者佳，炙黄，去头足。

花蛇①温毒，瘫痪㖞斜，大风疥癞，诸毒称佳。
蛇蜕咸平，能除翳膜，肠痔蛊毒，惊痫搐搦。
槐花味苦，痔漏肠风，大肠热痢，更杀蛔虫。
鼠粘子②辛，能除疮毒，瘾疹风热，咽痛可逐。
茵陈味苦，退疸除黄，泻湿利水，清热为凉。
红花辛温，最消瘀热，多则通经，少则养血。
蔓荆子苦，头痛能医，拘挛湿痹，泪眼堪除。
兜铃③苦寒，能熏痔漏，定喘消痰，肺热久嗽。
百合味甘，安心定胆，止嗽消浮，痈疽可啖。
秦艽④微寒，除湿荣筋，肢节风痛，下血骨蒸。
紫菀⑤苦辛，痰喘咳逆，肺痈吐脓，寒热并济。
款花⑥甘温，理肺消痰，肺痈喘咳，补劳除烦。
金沸草⑦温，消痰止嗽，明目祛风，逐水尤妙。

---

① 两鼻孔，四獠牙，头戴二十四朵花，尾上有个佛指甲，是出蕲州者佳。
② 一名牛蒡子，一名大力子，一名恶实。
③ 去膈膜根，名青木香，散气。
④ 新好罗纹者佳。
⑤ 去头。
⑥ 要嫩茸，去本。
⑦ 一名旋覆花，一名金钱花。

桑皮[1]甘辛，止嗽定喘，泻肺火邪，其功不浅。
杏仁[2]温苦，风寒喘嗽，大肠气闭，便难切要。
乌梅酸温，收敛肺气，止渴生津，能安泻痢。
天花粉寒，止渴祛烦，排脓消毒，善除热痰。
瓜蒌仁[3]寒，宁嗽化痰，伤寒结胸，解渴止烦。
密蒙花[4]甘，主能明目，虚翳青盲，服之效速。
菊花[5]味甘，除热祛风，头晕目赤，收泪殊功。
决明子甘，能祛肝热，目痛收泪，仍止鼻血。
犀角酸寒，化毒辟邪，解热止血，消肿毒蛇。
羚羊角寒，明目清肝，祛惊解毒，神志能安。
龟甲[6]味甘，滋阴补肾，止血续筋，更医颅囟。
木贼味甘，祛风退翳，能止月经，更消积聚。
鳖甲[7]咸平，劳嗽骨蒸，散瘀消肿，祛痞除癥。

[1] 风寒新嗽生用，虚劳久嗽，蜜水炒用，去红皮。
[2] 单仁者，泡去皮尖，麸炒入药，双仁者有毒，杀人，勿用。
[3] 去壳用仁，重纸包，砖压掺之，只一度去油用。
[4] 酒洗，蒸过晒干。
[5] 家园内味甘黄小者佳，去梗。
[6] 即败龟板。
[7] 去裙，蘸醋炙黄。

桑上寄生，风湿腰痛，止漏安胎，疮疡亦用。

火麻①味甘，下乳催生，润肠通结，小水能行。

山豆根②苦，疗咽痛肿，敷蛇虫伤，可救急用。

益母草③苦，女科为主，产后胎前，生新祛瘀。

紫草咸寒，能通九窍，利水消膨，痘疹最要。

紫葳④味酸，调经止痛，崩中带下，癥瘕通用。

地肤子⑤寒，祛膀胱热，皮肤瘙痒，除热甚捷。

楝根性寒，能追诸虫，疼痛立止，积聚立通。

樗根⑥味苦，泻痢带崩，肠风痔漏，燥湿涩精。

泽兰甘苦，痈肿能消，打仆伤损，肢体虚浮。

牙皂⑦味辛，通关利窍，敷肿痛消，吐风痰妙。

芜荑味辛，驱邪杀虫，痔瘘癣疥，化食除风。

雷丸⑧味苦，善杀诸虫，癫痫蛊毒，治儿有功。

---

① 微炒，砖擦去壳，取仁。
② 俗名金锁匙。
③ 一名茺蔚子。
④ 即凌霄花。
⑤ 一名铁扫帚子。
⑥ 去粗皮，取二层白皮，切片酒炒。
⑦ 去弦子粗皮，不蛀者佳。
⑧ 赤者杀人，白者佳，甘草煎水泡一宿。

胡麻仁①甘，疗肿恶疮，熟补虚损，筋壮力强。
苍耳子苦，疥癣细疮，驱风湿痹，瘙痒堪尝。
蕤仁味甘，风肿烂弦，热胀胬肉，眼泪立痊。
青葙子苦，肝脏热毒，暴发赤障，青盲可服。
谷精草②辛，牙齿风痛，口疮咽痹，眼翳通用。
白薇大寒，疗风治疟，人事不知，昏厥堪却。
白蔹微寒，儿疟惊痫，女阴肿痛，痈疔可啖。
青蒿气寒，童便熬膏，虚热盗汗，除骨蒸劳。
茅根味甘，通关逐瘀，止吐衄血，客热可去。
大小蓟苦，消肿破血，吐衄咯唾，崩漏可啜。
枇杷叶③苦，偏理肺脏，吐秽不止，解酒清上。
射干④味苦，逐瘀通经，喉痹口臭，痈毒堪凭。
鬼箭羽⑤苦，通经堕胎，杀虫破结，驱邪除乖。
夏枯草⑥苦，瘰疬瘿瘤，破癥散结，湿痹能瘳。

---

① 一名巨胜，黑者佳。
② 一名戴星草。
③ 布拭去毛。
④ 一名乌翣根。
⑤ 一名卫矛。
⑥ 冬至后发生，夏至时枯。

卷柏味辛，癥瘕血闭，风眩痿躄，更驱鬼疰。

马鞭味苦，破血通经，癥瘕痞块，服之最灵。

鹤虱味苦，杀虫追毒，心腹卒痛，蛔虫堪逐。

白头翁寒，散癥逐血，瘿疬疟疝，止痛百节。

旱莲草甘，生须黑发，赤痢堪止，血流可截。

慈菇辛苦，疗肿痛疽，恶疮瘾疹，蛇虺并施。

榆皮① 味甘，通水除淋，能利关节，敷肿痛定。

钩藤② 微寒，疗儿惊痫，手足瘛疭，抽搐口眼。

豨莶③ 味苦，追风除湿，聪耳明目，乌须黑发。

辛夷④ 味辛，鼻塞流涕，香臭不闻，通窍之剂。

续随子⑤ 辛，恶疮蛊毒，通经消积，不可过服。

海桐皮苦，霍乱久痢，疳䘌疥癣，牙痛亦治。

石楠藤⑥ 辛，肾衰脚弱，风淫湿痹，堪为妙药。

---

① 取里面白皮，切片晒干。
② 苗类钓钩，故曰钩藤。
③ 蜜同酒浸，九晒为丸服。
④ 去心毛。
⑤ 一名千金子，一名拒冬实，去皮壳，取仁，纸包，压去油。
⑥ 一名鬼目。

大青气寒,伤寒热毒,黄汗黄疸,时疫宜服。

侧柏叶苦,吐衄崩痢,能生须眉,除湿之剂。

槐实①味苦,阴疮湿痒,五痔肿痛,止血极莽。

瓦楞子②咸,妇人血块,男子痰癖,癥瘕可瘥。

棕榈子苦,禁泄涩痢,带下崩中,肠风堪治。

冬葵子③寒,滑胎易产,癃利小便,善通乳难。

淫羊藿④辛,阴起阳兴,坚筋益骨,志强力增。

松脂⑤味甘,滋阴补阳,驱风安脏,膏可贴疮。

覆盆子⑥甘,肾损精竭,黑须明眸,补虚续绝。

合欢⑦味甘,利人心志,安脏明目,快乐无虑。

金樱子⑧涩,梦遗精滑,禁止遗尿,寸白虫杀。

楮实味甘,壮筋明目,益气补虚,阳痿当服。

---

① 即槐角黑子也。
② 即蚶子壳,火煅醋淬。
③ 即葵菜子。
④ 即仙灵脾,俗呼三枝九叶草也。
⑤ 一名沥青。
⑥ 去蒂。
⑦ 即交枝树。
⑧ 霜后红熟,去核。

郁李仁[1]酸，破血润燥，消肿利便，关格通导。

密陀僧咸，止痢医痔，能除白癜，诸疮可治。

伏龙肝[2]温，治疫安胎，吐血咳逆，心烦妙哉。

石灰味辛，性烈有毒，辟虫立死，堕胎甚速。

穿山甲[3]毒，痔癖恶疮，吹奶肿痛，通经排脓。

蚯蚓气寒，伤寒温病，大热狂言，投之立应。

蟾蜍气凉，杀疳蚀癖，瘟疫能碎，疮毒可祛。

刺猬皮苦，主医五痔，阴肿疝痛，能开胃气。

蛤蚧味咸，肺痿血咯，传尸劳疰，服之可却。

蝼蛄味咸，治十水肿，上下左右，效不旋踵。

桑螵蛸咸，淋浊精泄，除疝腰疼，虚损莫缺。

田螺[4]性冷，利大小便，消肿除热，醒酒立见。

水蛭[5]味咸，除积瘀坚，通经堕产，折伤可痊。

贝子味咸，解肌散结，利水消肿，目翳清洁。

---

[1] 破核取仁，汤泡去皮，研碎。
[2] 取年深色变褐者佳。
[3] 用甲剉碎，土炒成珠。
[4] 浊酒煮熟，挑肉食之。
[5] 即马蝗蜞。

海螵蛸①咸，漏下赤白，癥瘕疝气，阴肿可得。
青礞石②寒，硝煅金色，坠痰消食，疗效莫测。
磁石味咸，专杀铁毒，若误吞针，系线即出。
花蕊石③寒，善止诸血，金疮血流，产后血涌。
代赭石寒，下胎崩带，儿疳泻痢，惊痫呕嗳。
黑铅味甘，止呕反胃，瘰疬外敷，安神定志。
狗脊④味甘，酒蒸入剂，腰背膝痛，风寒湿痹。
骨碎补⑤温，折伤骨节，风血积疼，最能破血。
茜草味苦，便衄吐血，经带崩漏，损伤虚热。
王不留行⑥，调经催产，除风痹痛，乳痈当啖。
狼毒味辛，破积瘕癥，恶疮鼠瘘，止心腹疼。
藜芦⑦味辛，最能发吐，肠澼泻痢，杀虫消蛊。

---

① 一名乌贼鱼骨。
② 用焰硝同入锅内，火煅如金色者。
③ 火煅研。
④ 根类金毛狗脊。
⑤ 去毛，即胡孙良姜。
⑥ 即剪金子花，取酒蒸，火焙干。
⑦ 取根去头，用川黄连为使，恶大黄，畏葱白，反芍药、细辛、人参、沙参、玄参、丹参、苦参，切忌同用。

蓖麻子①辛，吸出滞物，涂顶肠收，涂足胎出。

荜茇味辛，温中下气，痃癖阴疝，霍乱泻痢。

百部味甘，骨蒸劳瘵，杀疳蛔虫，久嗽功大。

京墨味辛，吐衄下血，产后崩中，止血甚捷。

女贞子②苦，黑发乌须，强筋壮力，祛风补虚。

瓜蒂③苦寒，善能吐痰，消身肿胀，并治黄疸。

粟壳④性涩，泄痢嗽怯，劫病如神，杀人如剑。

巴豆⑤辛热，除胃寒积，破癥消痰，大能通利。

夜明砂⑥粪，能下死胎，小儿无辜，瘰疬堪裁。

斑蝥⑦有毒，破血通经，诸疮瘰疬，水道能行。

蚕沙性温，湿痹瘾疹，瘫风肠鸣，消渴可饮。

胡黄连⑧苦，治劳骨蒸，小儿疳痢，盗汗虚惊。

---

① 去壳取仁。
② 一名冬青子。
③ 即北方甜瓜蒂也，一名苦丁香，散用则吐，丸用则泻。
④ 不可轻用，蜜水炒。
⑤ 一名江子，一名巴椒，反牵牛，去壳，看症制用。
⑥ 一名伏翼粪，一名蝙蝠屎。
⑦ 去头翅足，米炒熟用。
⑧ 折断一线烟出者佳，忌猪肉。

使君①甘温,消疳消浊,泻痢诸虫,总能除却。

赤石脂②温,保固肠胃,溃疡生肌,涩精泻痢。

青黛③咸寒,能平肝木,惊痫疳痢,兼除热毒。

阿胶④甘平,止咳脓血,吐衄胎崩,虚羸可啜。

白矾⑤味酸,化痰解毒,治症多能,难以尽述。

五倍⑥苦酸,疗齿疳䘌,痔痛疮脓,兼除风热。

玄明粉⑦辛,能蠲宿垢,化积消痰,诸热可疗。

通草味甘,善治膀胱,消痈散肿,能医乳房。

枸杞⑧甘平,添精补髓,明目祛风,阴兴阳起。

黄精⑨味甘,能安脏腑,五劳七伤,此药大补。

何首乌⑩甘,添精种子,黑发悦颜,强身延纪。

① 微火煨,去壳取仁。
② 色赤粘舌为良,火煅,醋淬,研碎。
③ 即靛花。
④ 要金井者佳,蛤粉炒成珠。
⑤ 火煅过,名枯矾。
⑥ 一名文蛤,一名百虫仓,百药煎即此造成。
⑦ 用朴硝,以萝卜同制过者是。
⑧ 紫熟味甘膏润者佳,去梗蒂。
⑨ 与钩吻略同,切勿误用,洗净,九蒸九晒。
⑩ 赤白兼用,泔浸,过一宿捣碎。

五味①酸温，生津止渴，久嗽虚劳，肺肾枯竭。

山茱②性温，涩精益髓，肾虚耳鸣，腰膝痛止。

石斛③味甘，却惊定志，壮骨补虚，善驱冷痹。

破故纸④温，腰膝酸痛，兴阳固精，盐酒炒用。

薯蓣⑤甘温，理脾止泻，益肾补中，诸虚可治。

苁蓉⑥味甘，峻补精血，若骤用之，更动便滑。

菟丝⑦甘平，梦遗滑精，腰痛膝冷，添髓壮筋。

牛膝⑧味苦，除湿痹痿，腰膝酸疼，小便淋沥。

巴戟⑨辛甘，大补虚损，精滑梦遗，强筋固本。

仙茅味辛，腰足挛痹，虚损劳伤，阳道兴起。

牡蛎⑩微寒，涩精止汗，崩带胁痛，老痰祛散。

---

① 风寒咳嗽用南，虚损劳伤用北，去梗。
② 酒蒸，去核选肉，其核勿用，恐其滑精难治。
③ 去根，如金色者佳。
④ 一名补骨脂，盐酒洗炒。
⑤ 一名山药，一名山芋，怀庆者佳。
⑥ 酒洗，去鳞用，除心内膜筋。
⑦ 水洗净，热酒砂罐煨烂，捣碎晒干，合药同麝末为丸，不堪作汤。
⑧ 怀庆者佳，去芦酒洗。
⑨ 肉厚连珠者佳，酒浸过宿，迨去骨，晒干，俗名二蔓草。
⑩ 左顾大者佳，火煅红，研。

楝子①苦寒，膀胱疝气，中湿伤寒，利水之剂。

萆薢②甘苦，风寒湿痹，腰背冷痛，添精益气。

续断③味辛，接骨续筋，跌仆折损，且固遗精。

龙骨④味甘，梦遗精泄，崩带肠痈，惊痫风热。

人之头发⑤，补阴甚捷，吐衄血晕，风惊痫热。

鹿茸⑥甘温，益气补阳，泄精尿血，崩带堪尝。

鹿角胶温，吐衄虚羸，跌仆伤损，崩带安胎。

腽肭脐⑦热，补益元阳，固精起痿，痃癖劳伤。

紫河车⑧甘，疗诸虚损，劳瘵骨蒸，滋培根本。

枫香味辛，外科要药，瘙疮瘾疹，齿痛亦可。

檀香味辛，开胃进食，霍乱腹痛，中恶移气。

---

① 即金铃子，酒浸，蒸，去皮核。
② 白者为佳，酒浸切片。
③ 酒洗切片，如鸡脚者佳。
④ 火煅。
⑤ 一名血余。
⑥ 燎去毛，或酒或酥炙令脆。
⑦ 酒浸，微炙令香。
⑧ 一名混沌皮，一名混元衣，即胞衣也。长流水洗净，或新瓦烘干，或用甑蒸烂，忌铁器。

安息香①辛，驱除秽恶，开窍通关，死胎能落。

苏合香甘，祛痰辟秽，蛊毒痫痓，梦魇能去。

熊胆味苦，热蒸黄疸，恶疮虫痔，五疳惊痫。

硇砂②有毒，溃痈烂肉，除翳生肌，破癥消毒。

硼砂③味辛，疗喉肿痛，膈上热痰，噙化立中。

朱砂④味甘，镇心养神，祛邪解毒，定魄安魂。

硫黄性热，扫除疥疮，壮阳逐冷，寒邪敢当。

龙脑⑤味辛，目痛头痹，狂躁妄语，真为良剂。

芦荟⑥气寒，杀虫消疳，癫痫惊搐，服之立安。

天竺黄⑦甘，急慢惊风，镇心解热，化痰有功。

麝香⑧辛温，善通关窍，辟秽安惊，解毒甚妙。

乳香⑨辛苦，疗诸恶疮，生肌止痛，心腹尤良。

---

① 黑黄色。
② 水飞，去土石，生用败肉，火煅可用。
③ 大块光莹者佳。
④ 生即无害，炼服即能杀人。
⑤ 即冰片。
⑥ 俗名象胆。
⑦ 出天竺国。
⑧ 不见火。
⑨ 去砂石用，灯心同研。

没药苦平，治疮止痛，跌打损伤，破血通用。
阿魏性温，除癥破结，止痛杀虫，传尸可灭。
水银性寒，治疥杀虫，断绝胎孕，催生立通。
轻粉性燥，外科要药，杨梅诸疮，杀虫可托。
砒霜①大毒，风痰可吐，截疟除哮，能消沉痼。
雄黄苦辛，辟邪解毒，更治蛇虺，喉风息肉。
珍珠气寒，镇惊除痫，开聋磨翳，止渴坠痰。
牛黄味苦，大治风痰，定魄安魂，惊痫灵丹。
琥珀②味甘，安魂定魄，破瘀消癥，利水通涩。
血竭③味咸，跌仆损伤，恶毒疮痈，破血有谁。
石钟乳甘，气乃慓悍，益气固精，治目昏暗。
阳起石④甘，肾气乏绝，阴痿不起，其效甚捷。
桑椹子甘，解金石燥，清除热渴，染须发皓。
蒲公英⑤苦，溃坚消肿，结核能除，食毒堪用。

---

① 一名人言，一名信，所畏绿豆、冷水、米醋、姜肉，误中毒，服其中一味即解。
② 拾起草芥者佳。
③ 一名麒麟竭，敲断，有镜脸光者是。
④ 火煅，酒淬七次，再酒煮半日，研细。
⑤ 一名黄花地丁草。

石韦味苦，通利膀胱，遗尿或淋，发背疮疡。
萹蓄味苦，疥瘙疽痔，小儿蛔虫，女人阴蚀。
鸡内金寒，溺遗精泄，禁痢漏崩，更除烦热。
鲤鱼味甘，消水肿满，下气安胎，其功不缓。
芡实①味甘，能益精气，腰膝酸疼，皆主湿痹。
石莲子苦，疗噤口痢，白浊遗精，清心良剂。
藕味甘寒，解酒清热，消烦逐瘀，止吐衄血。
龙眼味甘，归脾益智，健忘怔忡，聪明广记。
莲须味甘，益肾乌须，涩精固髓，悦颜补虚。
石榴皮酸，能禁精漏，止痢涩肠，染须尤妙。
陈仓谷米②，调和脾胃，解渴除烦，能止泻痢。
莱菔子③辛，喘咳下气，倒壁冲墙，胀满消去。
砂糖味甘，润肺利中，多食损齿，湿热生虫。
饴糖味甘，和脾润肺，止咳消痰，中满休食。
麻油性冷，善解诸毒，百病能治，功难悉述。

---

① 一名鸡头，去壳取仁。
② 愈陈愈佳，黏米陈粟米功同。
③ 即萝卜子也。

白果①甘苦，喘嗽白浊，点茶压酒，不可多嚼。

胡桃肉甘，补肾黑发，多食生痰，动气之物。

梨②味甘酸，解酒除渴，止嗽消痰，善驱烦热。

榧实味甘，主疗五痔，蛊毒三虫，不可多食。

竹茹止呕，能除寒热，胃热咳哕，不寐安歇。

竹叶③味甘，退热安眠，化痰定喘，止渴消烦。

竹沥④味甘，阴虚痰火，汗热烦渴，效如开锁。

莱菔根⑤甘，下气消谷，痰癖咳嗽，兼解面毒。

灯草味甘，能利小便，癃闭成淋，湿肿为最。

艾叶⑥温平，温经散寒，漏血安胎，心痛即安。

绿豆气寒，能解百毒，止渴除烦，诸热可服。

川椒⑦辛热，祛邪逐寒，明目杀虫，温而不猛。

胡椒味辛，心腹冷痛，下气温中，跌仆堪用。

---

① 一名银杏。
② 勿多食，令人寒中作泻，产妇金疮属血虚，切忌。
③ 味淡者佳。
④ 截尺余，直劈数片，两砖架起，火烘，两头流沥，每沥一盏，姜汁二匙。
⑤ 俗云萝卜。
⑥ 宜陈久者佳，揉烂醋浸炒之。
⑦ 去目微炒。

石蜜甘平，入药炼熟，益气补中，润燥解毒。

马齿苋寒，青盲白翳，利便杀虫，癥痈咸治。

葱白①辛温，发表出汗，伤寒头痛，肿痛皆散。

胡荽味辛，上止头痛，内消谷食，痘疹发生。

韭味辛温，祛除胃寒，汁清血瘀，子医梦泄。

大蒜辛温，化肉消谷，解毒散痈，多用伤目。

食盐味咸，能吐中痰，心腹卒痛，过多损颜。

茶茗性苦，热渴能济，上清头目，下消食气。

酒②通血脉，消愁遣兴，少饮壮神，过多损命。

醋③消肿毒，积瘕可去，产后金疮，血晕皆治。

淡豆豉④寒，能除懊憹，伤寒头痛，兼理瘴气。

莲子⑤味甘，健脾理胃，止泻涩精，清心养气。

大枣味甘，调和百药，益气养脾，中满休嚼。

生姜⑥性温，通畅神明，痰嗽呕吐，开胃极灵。

---

① 忌与蜜同食。
② 用无灰酒，凡煎药入酒，药热方入。
③ 一名苦酒，用味酸者。
④ 用江西淡豉黑豆造者。
⑤ 食不去心，恐成卒暴霍乱。
⑥ 去皮即热，留皮即冷。

桑叶性寒，善散风热，明目清肝，又兼凉血。
浮萍辛寒，发汗利尿，透疹散邪，退肿有效。
柽柳甘咸，透疹解毒，熏洗最宜，亦可内服。
胆矾酸寒，涌吐风痰，癫痫喉痹，烂眼牙疳。
番泻叶寒，食积可攻，肿胀皆逐，便秘能通。
寒水石咸，能清大热，兼利小便，又能凉血。
芦根甘寒，清热生津，烦渴呕吐，肺痈尿频。
银柴胡寒，虚热能清，又兼凉血，善治骨蒸。
丝瓜络甘，通络行经，解毒凉血，疮肿可平。
秦皮苦寒，明目涩肠，清火燥湿，热痢功良。
紫花地丁，性寒解毒，痈肿疔疮，外敷内服。
败酱微寒，善治肠痈，解毒行瘀，止痛排脓。
红藤苦平，消肿解毒，肠痈乳痈，疗效迅速。
鸦胆子苦，治痢杀虫，疟疾能止，赘疣有功。
白鲜皮寒，疥癣疮毒，痹痛发黄，湿热可逐。
土茯苓平，梅毒宜服，既能利湿，又可解毒。
马勃味辛，散热清金，咽痛咳嗽，吐衄失音。
橄榄甘平，清肺生津，解河豚毒，治咽喉痛。
蕺菜微寒，肺痈宜服，熏洗痔疮，消肿解毒。

板蓝根寒，清热解毒，凉血利咽，大头瘟毒。
西瓜甘寒，解渴利尿，天生白虎，清暑最好。
荷叶苦平，暑热能除，升清治泻，止血散瘀。
豆卷甘平，内清湿热，外解表邪，湿热最宜。
佩兰辛平，芳香辟秽，祛暑和中，化湿开胃。
冬瓜子寒，利湿清热，排脓消肿，化痰亦良。
海金沙寒，淋病宜用，湿热可除，又善止痛。
金钱草咸，利尿软坚，通淋消肿，结石可瘥。
赤小豆平，活血排脓，又能利水，退肿有功。
泽漆微寒，逐水捷效，退肿祛痰，兼治瘰疬。
葫芦甘平，通利小便，兼治心烦，退肿最善。
半边莲辛，能解蛇毒，痰喘能平，腹水可逐。
海风藤辛，痹证宜用，除湿祛风，通络止痛。
络石微寒，经络能通，祛风止痛，凉血消痈。
桑枝苦平，通络祛风，痹痛拘挛，脚气有功。
千年健温，除湿祛风，强筋健骨，痹痛能攻。
松节苦温，燥湿祛风，筋骨酸痛，用之有功。
伸筋草温，祛风止痛，通络舒筋，痹痛宜用。
虎骨味辛，健骨强筋，散风止痛，镇惊安神。

乌梢蛇平，无毒性善，功同白花，作用较缓。
夜交藤平，失眠宜用，皮肤痒疮，肢体酸痛。
玳瑁甘寒，平肝镇心，神昏痉厥，热毒能清。
石决明咸，眩晕目昏，惊风抽搐，劳热骨蒸。
香橼性温，理气疏肝，化痰止呕，胀痛皆安。
佛手性温，理气宽胸，疏肝解郁，胀痛宜用。
薤白苦温，辛滑通阳，下气散结，胸痹宜尝。
荔枝核温，理气散寒，疝瘕腹痛，服之俱安。
柿蒂苦涩，呃逆能医，柿霜甘凉，燥咳可治。
刀豆甘温，味甘补中，气温暖肾，止呃有功。
九香虫温，胃寒宜用，助阳温中，理气止痛。
玫瑰花温，疏肝解郁，理气调中，行瘀活血。
紫石英温，镇心养肝，惊悸怔忡，子宫虚寒。
仙鹤草涩，收敛补虚，出血可止，劳伤能愈。
三七性温，止血行瘀，消肿定痛，内服外敷。
百草霜温，止血功良，化积止泻，外用疗疮。
降香性温，止血行瘀，辟恶降气，胀痛皆除。
川芎辛温，活血通经，除寒行气，散风止痛。

月季花温，调经宜服，瘰疬可治，又消肿毒。
刘寄奴苦，温通行瘀，消胀定痛，止血外敷。
自然铜辛，接骨续筋，既散瘀血，又善止痛。
皂角刺温，消肿排脓，疮癣瘙痒，乳汁不通。
虻虫微寒，逐瘀散结，癥瘕蓄血，药性猛烈。
䗪虫咸寒，行瘀通经，破癥消痕，接骨续筋。
党参甘平，补中益气，止渴生津，邪实者忌。
太子参凉，补而能清，益气养胃，又可生津。
鸡血藤温，血虚宜用，月经不调，麻木酸痛。
冬虫夏草，味甘性温，虚劳咳血，阳痿遗精。
锁阳甘温，壮阳补精，润燥通便，强骨养筋。
葫芦巴温，逐冷壮阳，寒疝腹痛，脚气宜尝。
杜仲甘温，腰痛脚弱，阳痿尿频，安胎良药。
沙苑子温，补肾固精，养肝明目，并治尿频。
玉竹微寒，养阴生津，燥热咳嗽，烦渴皆平。
鸡子黄甘，善补阴虚，除烦止呕，疗疮熬涂。
谷芽甘平，养胃健脾，饮食停滞，并治不饥。
白前微温，降气下痰，咳嗽喘满，服之皆安。

胖大海淡，清热开肺，咳嗽咽疼，音哑便秘。
海浮石咸，清肺软坚，痰热喘咳，瘰疬能痊。
昆布咸寒，软坚清热，瘿瘤癥瘕，瘰疬痰核。
海蛤壳咸，软坚散结，清肺化痰，利尿止血。
海蜇味咸，化痰散结，痰热咳嗽，并消瘰疬。
荸荠微寒，痰热宜服，止渴生津，滑肠明目。
禹余粮平，止泻止血，固涩下焦，泻痢最宜。
小麦甘凉，除烦养心，浮麦止汗，兼治骨蒸。
贯众微寒，解毒清热，止血杀虫，预防瘟疫。
南瓜子温，杀虫无毒，血吸绦蛔，大剂吞服。
铅丹微寒，解毒生肌，疮疡溃烂，外敷颇宜。
樟脑辛热，开窍杀虫，理气辟浊，除痒止疼。
炉甘石平，去翳明目，生肌敛疮，燥湿解毒。
大风子热，善治麻风，疥疮梅毒，燥湿杀虫。
孩儿茶凉，收湿清热，生肌敛疮，定痛止血。
木槿皮凉，疥癣能愈，杀虫止痒，浸汁外涂。
蚤休微寒，清热解毒，痈疽蛇伤，惊痫发搐。
番木鳖寒，消肿通络，喉痹痈疡，瘫痪麻木。

药四百余,精制不同,生熟新久,炮煅炙烘。
汤丸膏散,各起疲癃,合宜而用,乃是良工。
云林歌括,可以训蒙,略陈梗概,以候明公。
理加斫削,济世无穷。

第86课 茶、酒、醋、淡豆豉

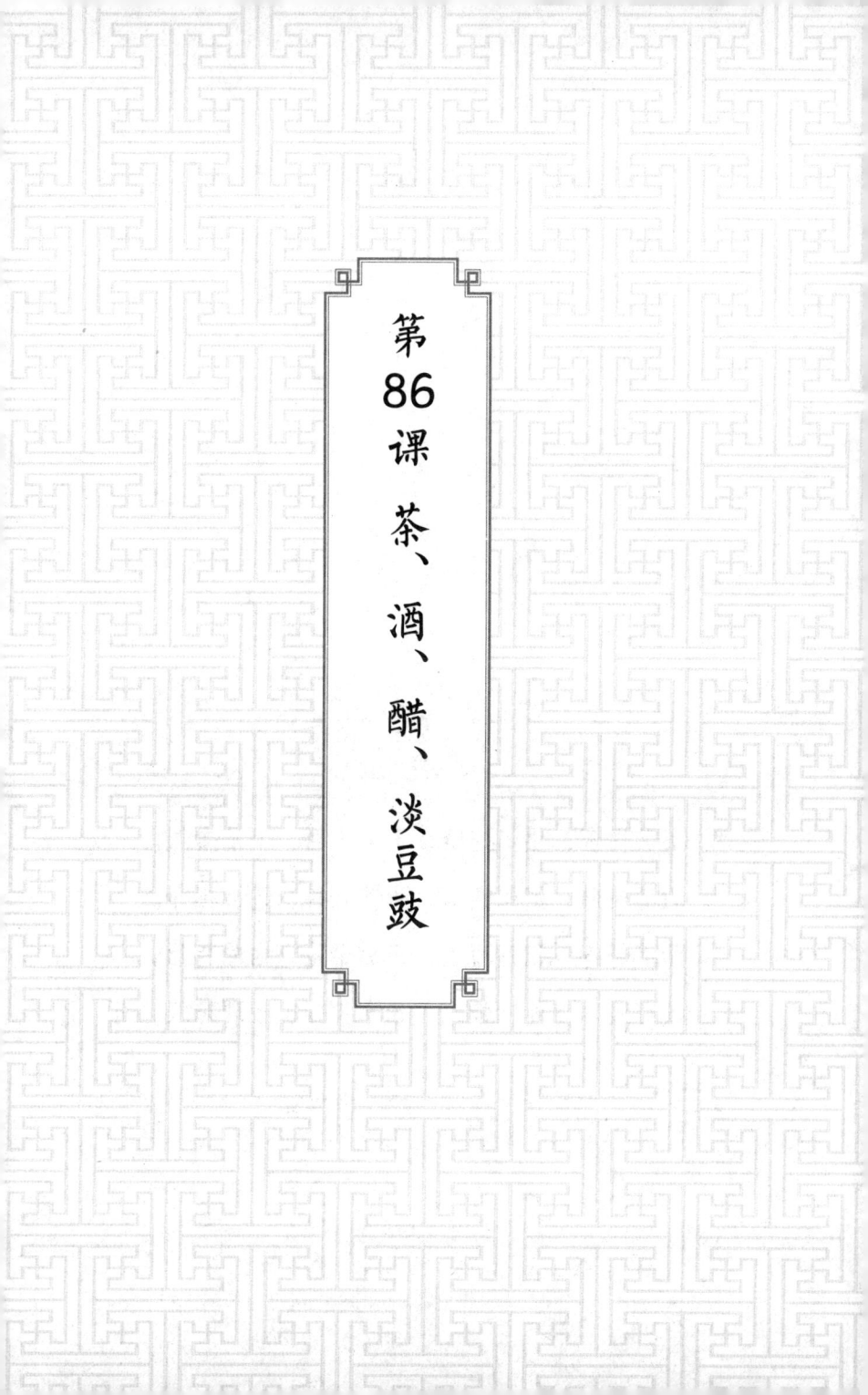

茶茗性苦，热渴能济，上清头目，下消食气。
酒通血脉，消愁遣兴，少饮壮神，过多损命。
醋消肿毒，积瘕可去，产后金疮，血晕皆治。
淡豆豉寒，能除懊侬，伤寒头痛，兼理瘴气。

1月29日

晴

湖心亭公园

《药性歌括四百味》，今天看看哪四味？

你们知不知道，为何我要把你们眼中认为还不错的老师、园长通通都赶走，不是我对他们不客气，而是我对道场的恭敬，我对农场的恭敬。因为他们多话显得不够恭敬。

管理学里有这样一句话：你用什么样的人，决定你公司的成败。你可能机缘巧合用对一个人，一下子就成功了。

用好一个人，能决定公司的成败；开除一个人，也能决定公司的成就。

为什么有好多大公司破产了？可能就毁在一个小小的腐败、贪污或者言行不慎上。

千里之堤毁于蚁穴。我们每天经过的龙井水

库,每个库坝都要做防御,都要做维护。不做维护,日积月累蚁洞多了,整个坝都将坍塌,整个五经富都要被水淹没。

想要做大成就,就要开除掉那些坏习气的人。他改好了,还可以欢迎他。他不能改好,就要开除。

昨天去国学馆讲课,我跟其他老师分享:没成就之前,要学做茶壶。把壶盖盖紧保温,才能把水煮沸腾,才会可发出水沸声。做到了,人人都可以上讲台。

有成就的时候方可做铜锣,享誉天下也是可以的;没成就的时候要做茶壶,默默地用功夫把自己煮熟。

对于昨天发生的事,你们并不需要不解,你们要考虑的是你们想做多大事业。如果想做更大的事业,你们目前都还做得不够。

为什么老师叫他们走,因为老师把标准提高了,他们都不达标。如果把标准降低了,那就无所谓。

但是我认为人生在世,尽量要把自己的目标

定高一点。

开始讲课，先看茶。

茶茗性苦。茶又叫香茗，所以品茶或者品茗都叫喝茶。茶性苦，苦寒清火消炎热。

热渴能济。当我们干完活口渴、口苦、身热，喝杯清茶下去，立马就解渴、解暑。所以茶能解热渴。身体发热，心烦口渴，喝茶可以消解。

夏天最容易出大汗、心大烦、口大渴，我们泡一壶茶就可以缓解，如黄荆子茶、布荆茶、绿茶，一喝下去就清热解暑，生津止渴。

我们爬山时口渴就更简单了，经过茶园的时候，跟村民讲一声，采两三瓣茶叶放嘴里一嚼，过后翻山越岭十几里地都不觉得渴。因为茶能清热生津。

上清头目。茶向上可以清利人的头目。

有个川芎茶调散，可以治疗头痛、目痛。或者川芎打粉配茶叶末，两味药同用，对于普通的风热头痛，效果很好。

读书人、白领、老板等都要多喝茶。之前我

们到国学馆去讲课，一下车林总就给我们泡茶，还是潮州的功夫茶。

泡茶代表什么？茶有三种含义。

第一，茶能清心。我们烦躁时喝两杯茶后，就心平气和了。

第二，茶可以醒神。喝完茶以后，神清气爽，讲课也能讲得很好。

第三，热茶代表热情，是待客之道。所以，待客没有用冷茶水的，要用热茶表示自己对客人的欢迎。

那么你泡茶喝茶的时候，有没有喝出热情来呢？假如没喝出热情来，这茶可能是白喝了。

下消食气。茶向下可以消食积。

潮汕人、客家人都有一个习惯，饭后一两杯茶。

想让你的牙齿好，吃完饭以后，可以喝一些茶。《红楼梦》里大观园的人就更讲究，大家吃完饭，还会用茶水漱口。

我们饭后能够品下一两杯茶就很好，不用多饮。小剂量喝茶有助于消食健胃，可以下气排污。

有一个消积茶是用茶与砂仁、陈皮、神曲、麦芽一起炒熟的，直接泡水喝即可。

小孩子感冒发热、腹泻、厌食，喝消积茶都能有效果。

消积茶是集解表跟消食于一体的，所以孩子食积不消，给他浓煎一杯消积茶喝下去，孩子很快就开胃了。

因为茶清利头目，所以喝茶还可以治疗嗜睡。肥人易困，或人们开车时昏沉，泡一壶茶喝，就能提神醒脑。

我治疗过一个孩子，他小便不通畅，我让他回去喝他爷爷的茶，结果孩子一喝完小便就顺畅了。所以茶还可以通利小便。

但是茶叶乃清凉之品，胃虚久寒之人不可常服、多服。有一位老人就因为常年喝茶过多，导致小便很频繁，而且胃下垂。

寒凉过度必伤胃，于是我叫他戒掉茶，每天含服几片红参片，一段时间后，患者胃下垂有所改善，尿频尿急的症状也消失了。

所以当过度使用凉利之药损伤身体时，可以用补气之药扶正。这位老人服用点红参片，就把他的胃下垂之象改善。

说起吃药伤身就想到了人生有太多苦难无法避免。人生八苦：生、老、病、死、爱别离、怨憎会、求不得、五阴盛。

这么多苦怎么办呢？人生有无数苦，但是我们只要心中有一句话语就可以化掉这些苦。

当我们碰到苦难的时候，就拍拍胸脯说：没有迈不过的火焰山。想一想那么苦的火焰山，取经的师徒四人照样能迈过去，就没什么过不去的。

我们再看酒。酒是药，而且是很好的药，关键看怎么用。

酒通血脉。上次有一位老郎中问我：治疗风寒头痛，最重要的一点是什么？

他告诉我说，最重要的是速度非常快。他说不用喝汤药，一瓶桂枝酒就能治疗风寒头痛。

当我们上山受风，或吹空调受风，就用桂枝泡上好的酒，泡上半个月左右就可以喝了。一两杯桂枝酒下肚,头顶立马就冒汗。汗出一身轻,头痛就减轻。桂枝酒中,酒温通血脉,桂枝温通经脉。

消愁遣兴。酒能消除愁闷,可以让我们高兴起来。

我国诗人李白没酒都做不出好诗来,他还自称酒中仙。

酒可以使人兴奋。很多人谈合作,喝上一些酒,合同就达成。因为酒能让人豪迈,酒还能壮胆,还能让人变得有力,连说话声都大一些。

哪种类型的人适合喝酒?胆小的、怯懦的。胆大、脾气大的人要少喝酒,千万不能过度了。过度饮酒会引发很多疾病,尤其是心脑血管疾病,会引起血管膨胀。

每当逢年过节的时候,医院里因脑血管疾病住院的患者就很多。

有一位患者,他有一次过节大吃大喝以后,脑压力突然增大,他头痛得难以忍受,最后用头去撞墙,把头磕破了,流出血来才舒服些。

家属把他送往医院治疗，医生说如果不磕破头皮，患者里面膨胀的血管破裂会更危险，严重的话甚至会导致一部分记忆缺失。

上次台长也讲过类似的案例。他的一个员工来帮他干活，从梯子上掉下来，头磕到地上，救醒过后，这个员工就不认识他了。

这个员工刚好是一年的记忆都缺失了，连他摔之前干什么活也忘掉了，好在一年前的人和事他都记得。

所以饮酒过度很伤身体，酒驾更是容易引发意外事故。

少饮壮神，过多损命。少量饮酒可以让人诗兴大发，可以让我们干活充满力量。但是过量饮酒必然会损伤身体。

用酒炒当归可以增强当归活血化瘀的功效。酒气上头，用酒炒黄连，可以引药上行。

酒黄连治疗口腔溃疡效果很好，只需要很少量泡茶喝就好。生黄连清中、下焦火，酒炒以后可以把黄连的药性引到上焦去作用，所以酒黄连可以清口腔溃疡的火。

就像砂砾原是沉到江底的,但是如果把砂砾放在船上,它就可以在水上被载起来。

有些人问,心肌梗死可不可以喝酒?那要看怎么去喝酒。少饮活血脉,多饮坏身体。

冬天天气寒凉,血管收缩,就可能引起各种痹痛。有个瓜蒌薤白白酒汤,即由瓜蒌、薤白、白酒组成,就能治疗胸痹绞痛。胸背都痛的患者,也可以服用瓜蒌薤白白酒汤。

我们接着再看。我们做推拿按摩,为什么要反复地多按几次?一次两次可能会缓解症状,却治不了根本。

我们可以联想到刹车,刹车操作一次会立马停住吗?不会。有时要反复踩刹车,车子才会慢慢停下来。

我们给患者治病通常要告知他们,一个疗程要七天。神手给患者做康复,一个疗程也是七次,患者的疾病趋势才会转好。

改习惯跟刹车也一样,想一下子改掉很难。

这就像我们砍一棵树，可能要在树干四周反复地砍，砍很多刀，树才会倒。

我们治病也一样，不要怕反复，说不定某一天，这个疾病就被我们攻克了。疾病往往欺负那些没有耐心的人。冰冻三尺，非一日之寒。

上次碰到一位患者，他服用了三剂药后腰腿痛症状有所减轻又来找我开方，继续服用了五剂后腰腿痛就好了。

所以说疾病都是欺负那些没有耐心的患者。我们做任何事情，没有耐性都成不了。

接着看醋。醋消肿毒。痈疮肿毒用醋外敷，可以消除。

痈毒就像身体的污垢一样，因为没有及时清理掉留在了皮肤表面。醋可以涤污垢，所以醋能消肿毒。

碗用醋泡洗，就会变得干净，所以吃完饭后食道、肠胃黏腻，吃点山楂或者醋，管壁上的食积就会被融化掉。因为醋是酸的，酸涩收敛涤污垢。

积瘕可去。积是积块。聚散无常，痛无定处

称之为"瘕"。积瘕结聚都可以用醋排去。

所以治疗癥瘕积聚时，我们常用醋制的鳖甲、三菱、莪术等。

有个组方名为"积聚散"，由醋制的三棱、川芎、大黄三味药组成，专治一切癥瘕积聚。

不管是乳腺增生，子宫肌瘤，还是肠胃息肉等，这三味药都可以联合使用。其中三棱行气、破气，川芎活血行气，大黄推陈出新、排浊升清。

三味药都要用醋炒过，然后打成粉做成散剂。因为醋能融化积聚。这三味药是有名的角药。

碰到患者咽喉上有结节的，加桔梗；胃里有结节加蒲公英；肠有结节加败酱草；子宫有结节加小茴香；腰部有结节加杜仲；脚上有结节加威灵仙；手上有结节加桂枝。

我们可以根据结节所在的不同部位去增加药物，来达到消不同部位积聚的作用。

如果浑身上下都有一块块的脂肪结节就加鸡矢藤。鸡矢藤像藤一样通向人体经络。藤类药通周身上下，沟通内外。

积聚散这个方子非常好，把它加几味药做成丸剂以后，可以是减肥丸、消积丸。肥胖者吃后，经络的脏垢会排得很快。

产后金疮，血晕皆治。产后金疮、血晕都可以用醋来治疗。产妇生完孩子以后血虚头晕，用醋熏蒸鼻腔，很快就精神了，不再眩晕。

我们再看最后一味药，淡豆豉。

淡豆豉寒，能除懊恼。一个人失眠，烦躁不安，怎么办呢？用栀子、淡豆豉两味药治疗效果非常好。

一位厨师心烦失眠，经常睡不好觉，用栀子20克，淡豆豉30克，煎服一剂后，就能睡个好觉。因为厨师经常对着火，心火很旺，所以要用栀子清心火，凉心肾。

伤寒头痛。如果是外感邪气引起的头痛，可用栀子、川芎、葱白煎服。

如果是受风以后头痛，可用葱豉汤，即葱白、淡豆豉，两味药搭配，一个解表，一个除烦。所以外感发热后烦躁的患者，喝这个汤也很管用。

兼理瘴气。淡豆豉助消化的同时还可以清理

体内的浊气、胀气，可健脾开胃。

豆类营养丰富，但不好消化。发酵过后的淡豆豉不仅可以助消化，还有补肾之功。

我们平时炒的青菜，性偏清凉，如果放点补肾的豆豉进去，会更好。

我们今天就讲到这里，更多精彩在明天。

第87课 莲子、大枣、生姜、桑叶

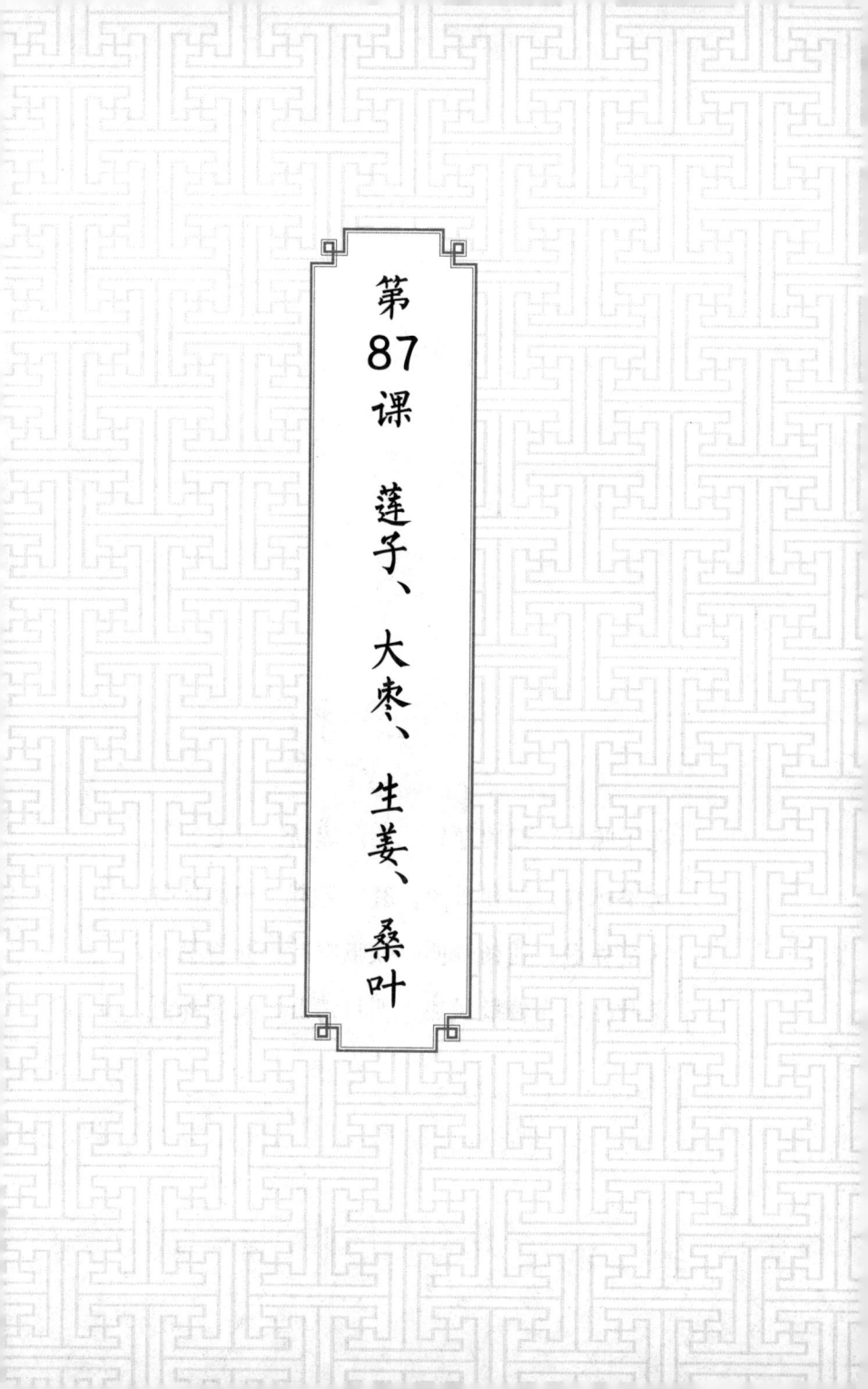

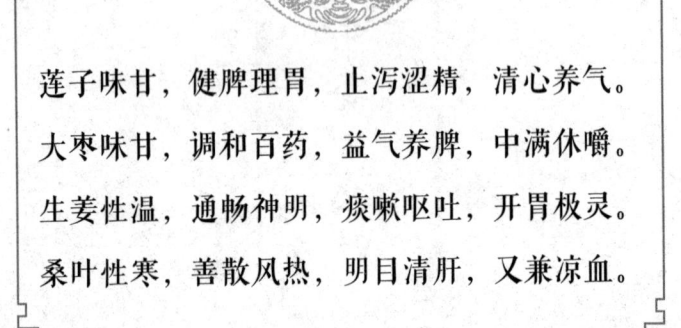

莲子味甘,健脾理胃,止泻涩精,清心养气。
大枣味甘,调和百药,益气养脾,中满休嚼。
生姜性温,通畅神明,痰嗽呕吐,开胃极灵。
桑叶性寒,善散风热,明目清肝,又兼凉血。

1月30日

小雨

湖心亭公园

《药性歌括四百味》，今天看看哪四味？

你们研究过成功学吗？其实《西游记》就是最好的成功学。

师徒四人面对九九八十一难，一路坎坷，最后到达他们理想的地方。

这四个人分别代表哪方面呢？唐僧代表目标专一、远大，不管什么样的困难都一心西去。这是目标管理。

碰到大事情大问题有谁解决？有孙悟空。碰到小事情谁去干啊？像讨水，化缘，有猪八戒。碰到一些实事，如担衣挑被，有沙和尚。

所以干小事有人，干实事有人，干大事有人，再加上定目标也有人，这四样都具备，就是一个精良的团队。

所以团队不需要人手多，人手精干好用就好。

只要我们做得好一点，我们普及学堂的人就会像雨后春笋那样冒出来。

这个寒假，我路过网吧的时候，看到网吧外停了很多车，有很多小孩去上网。

还有家长反映，孩子读书时还好，一旦放暑假、寒假，他们就窝在家里看电视，从早看到晚，人都看废了。

所以我想寒假的功夫班是时候创建了。我们可以将时间定在晚上七点半到八点半，在兆英楼开班。然后招一批小孩子教他们练功夫。

少年壮则国壮，少年强则国强。少年肯吃苦，则国将来能吃苦。

我们接着看，莲子。莲子味甘，健脾理胃。我们到国学馆去喝的汤都是健脾养胃的莲子山药汤。脾胃不好的中老年人，很适合喝莲子山药汤。

脾虚经常腹泻的患者，也可以喝莲子山药汤。

止泻涩精。莲子可以收敛止泻，益肾涩精。

有一位患者严重腹泻，肛门都脱落，我让他服用莲子山药芡实汤。患者吃了七天左右，所有症状都转好了，肛门也恢复了正常。

还有我们上次讲的金锁固精丸，就含有莲子、莲须，就用到莲子止泻涩精的功效。

如果妇人白带量多，只要白带色清的，莲子芡实煮粥放点糖，吃上几次就好了，这是很好的食疗粥。

清心养气。莲子汤清心养气，莲子的心能清心，莲子的果肉能养气。

当我们睡不好觉时，可用7～10根莲子心泡一小杯水喝下去。苦能降心火，心火一降，心肾相交，睡眠就好。

莲子心还有一个很重要的作用，治疗热入心包引起的烦热、神志昏沉。用莲子心配伍清心除烦的玄参、麦冬、水牛角退热效捷。莲子心起引药入心经的作用，而且能降心火。

我们再接着来看。我们刚才讲了人生目标，那要怎么立呢？没有目标的人生，不会有动力。

有大目标才有大动力，当时我问神手他的目标是什么。

神手说想要提高整个足疗行业人的水平，而且为家庭培养善足疗的保健医生。这是一个很大的目标。有大目标方有大动力！

我们身体的目标是什么呢？我们上次讲过了：60岁还能干活到傍晚；70岁还能一觉到天亮；80岁还能轻松登山；90岁还能大口吃饭；100岁不用别人服侍，不会瘫倒在床；110岁不会被挂在墙上。

三百五百年后，永远被人回想！后人只要看了你的传记跟阅历，就能吸取人生的力量。

所以人生一定要规划，我们大学有一堂必修课就是《人生规划》，没有规划的人生是残缺的，是稀里糊涂的。

大枣味甘。大枣是甘甜的，甘甜益力生肌肉。有一位严重贫血的患者，身体十分消瘦。张锡纯接诊后就想食疗的大枣也容易吃，就让患者放在米饭上面蒸熟吃。结果患者吃了三个月后，整个人长得丰满起来,张锡纯都认不出他来。

大枣也不需多吃,一顿吃两三个就好。记住不是生吃大枣,生吃效果没那么好,一定要放在米饭上面蒸熟。

蒸熟服用的大枣,能益元气。《神农本草经》讲枣能倍力气,可以让一个人力气翻倍,说明枣是很好的补益药。

调和百药。我们开药方,怕药物相互作用,会用到两味药调和药性,一味是甘草,一味是大枣。

张仲景的半夏泻心汤、小柴胡汤、桂枝汤方中都有甘草、大枣,都是为了补中益气扶正。防止药物间相互打架,叫调和百药。

益气养脾。我们吃了大枣,讲话中气会足,脾胃会好。

有一个老师经常讲课,他问道:曾老师,为什么我讲了十年八年的课,还没有你只讲了三四年课这么有感染力?学生听你的课都不知疲倦。

我问他十年大概讲了多少堂课,他回想说,起码也有三四百堂吧。

我说我们三四年讲了不下一千堂课了。为什么讲了这么多？因为每天都有一讲，不分寒暑。无论天气好坏，都没有间断过。

我们曾公传下来一条家训，就说练兵跟锻炼一样，必须昼夜从事，如鸡孵卵，如炉炼丹。

鸡孵卵时可不可以孵三分钟，再跑去玩，玩再回来孵卵？搞不好，鸡蛋最后都坏了。

你拿炉去炼丹，去煮粥，能不能煮个五分钟，然后把火撤掉，半小时后再煮五分钟？当然是不行的。

我们做事必须一鼓作气，才有可能有出息。所以我在跟师期间，任何节假日通通都不理会，从不间断地学习。

中满休嚼。当中焦脾满不想吃东西的时候，我们就要少吃大枣，这时要吃什么呢？要吃陈皮。

大枣、甘草、小麦三药合用叫甘麦大枣汤，治疗更年期血虚脏躁。患者通常表现很心急，说话止都止不住，辨证为神躁不安。这时人就好比缺水的鱼，鱼缺水会蹦跳不安，如果把水加足了，鱼就不蹦跶了。

甘麦大枣汤补足人的气阴血，更年期患者就不会再神躁不安。

有位更年期综合征的妇人，莫名其妙发脾气，她的老公都怀疑她那段时间是不是疯了，异于平常。患者说她控制不了自己。

这时四逆散加甘麦大枣汤，七味药吃下去，患者之前的焦虑急躁发火就消失了。所以药物可以调整人的性格。

一个人的性子恶劣源于什么？源于他的身体阴阳气血失调。我们治疗癫狂的患者就知道，他们谁也不愿意癫狂。

当气血上冲于脑的时候，患者自己也控制不了自己，这时我们用药物帮他们把逆行的气血引下来，他们就能控制自己了。

我们再接着看。当时川仔过来学习，他问这个农场里要怎么通水通电，怎么做厨房，才能把板房做漂亮一点。

你们所有的建议都是好建议。但是我认为，

当树还是种子的时候，还没开始抽出枝丫长成大树前，离开花结果还远得很呢。还不到时候。

所以外部的变化，沧海桑田皆泡影；内心的突变和气质转换才是王道。

我们要看重气质跟内心的功夫的改变，而不是看重外在的场所。外面场所不重要，我们随时都可能换。

所以，我们不要把精力放在场所经营上面，而要放在自身心性的提高上。

怎么提高呢？找水要找水源，学习要学圣贤。圣贤像一炉火，你靠近他一点，你就温暖一点。你远离一点，你就冷一点。从烤火中我们也能悟到长随圣贤。

下面讲生姜。生姜性温。它是温热的，温暖的。温药能够散寒，所以肚子冷痛，贴姜贴非常管用。

我中午骑车经过村落，看到有老人走路不便就想给他贴几贴。等到我们敷贴堂建起来以后，我们的姜贴可能就不够用了。每当我们肚子胀痛，贴上一贴就好了。

头痛的、颈僵的时候，也贴上一贴生姜贴，效果也会不错。因为生姜温通血脉。

通畅神明。一个人早上起来感觉浑浑噩噩的，嚼几下姜片就能立马神清气爽，所以早上吃姜胜参汤。

李时珍出外采药，清晨的雾露很重，拿一块姜嘴里一嚼，再在雾露之间穿越，就不会为风寒湿所伤。

痰嗽呕吐。痰咳呕吐的患者，食用生姜既能化痰又能止呕。人中圣贤，药中圣品。姜被称作呕家圣药，说明姜止呕效果非常好。

凡是要药、圣药，都不是一般的药，如果把它们列一张表，有几十味之多，我们要是把这几十味药运用好了，医术也能登峰造极。

喝完酒以后呕吐很厉害的患者，生姜、半夏煮成汤，喝下去就止住了。诸呕吐谷不得下，小半夏汤主之。

开胃极灵。生姜开胃很灵。好多孩子受了风寒，感冒头痛鼻塞，没有食欲，煮粥时切一点姜丝进去，就很开胃。孩子吃了，风寒一散头痛就好了，鼻也通了。

或者风寒感冒时，用葱姜煮粥给孩子吃，再加点红糖，做成葱姜红糖粥，开胃效果非常灵验。

我们再来看。你们编写神手速成小册子，或者知足堂堂技，或者敷贴小招法，为什么我都会发资料给你们看？是为了让你们向做得最好的那个人学习。像原始点，还有老师的阴阳九针，我都拿资料给你们看。

这就叫学习要学师长圣贤，找水要找水源头。

有个孩子问我："老师，应该怎么学？"我跟他说："周围谁最厉害，你就跟着他，准能学好。"

这种跟不是普通的跟，是跟紧了，这样绝对能学到别人的优点。发给大家看这些资料就是让你们追求完美。

如果你仅仅追求完成，比如只是想把这套书编完了。求完成出来的东西就像工厂加工产品，可能就是几块钱几十块钱的廉价货物，但是我们求完美拿出来的成果就是艺术品。艺术品就是成千上万甚至无价之宝。

所以写一本书我都不会问你们要用多长时间,我会问你们有没有去追求完美。求完美的是艺术品,求完成的只是产品。

产品谁都有,但是艺术品不是谁都有的。我们耕田种地,行有行垄,竖有竖垄,这就是求完美。写书读书也要求完美。

再看中药,桑叶。桑叶性寒,善散风热。风热感冒,咽喉痛的患者,可用桑叶。咽喉痛又目涩干痒的患者,桑叶、夏枯草、菊花三味药各10～20克煮水,喝几次就好了。

明目清肝。桑叶可以清肝明目,可以去肝火。当我们看多手机眼疲劳,喝酒以后眼红眼干痒眼珠痛,都可以用桑叶50克煮水,喝一次就见效。

又兼凉血。熬夜的人会口干口渴,严重的甚至会干咳,这时用桑叶跟贝母一起煮水,既能凉血又能止咳润燥。

我们揭阳人有个特点,喜欢在村寨前种榕树。村旁种桑,村后种竹。

我们揭阳又叫榕城，去揭阳市区就可以看到道路两旁，河道两旁都是榕树，所以叫榕城。

一颗榕树长成可以变成一方小天地，你们出门在外也要独木成林。

门后屋后种竹，也很好。竹寓意报平安，竹中空有节还代表谦虚。

竹未出土时先有节，即到凌云仍谦虚。大意是竹还没出土的时候，已经长成一节一节的了，它即使长到凌云那么高仍然保持中空的状态，仍然谦虚不骄傲。

我们挖竹根、白毛根时会发现，即使它们埋在土里的根，也是一节节的，寓意人在别人看不到的地方，也要保持有节操。这个是真功夫。

为什么房子周围还要种一两棵桑呢？不单是为了吃它的果实。古代讲桑梓情深，桑就代表故乡。

桑的功用实在是太多了。桑树的根，可以清骨头里的热。

如果患者觉得骨蒸发热，可以用桑根、白皮根、地骨皮治疗，服用一剂下去，骨里的热就可以清除。

桑枝可以治疗肩周痹痛，所以有人用桑枝来泡酒。吃了桑枝酒，患者肩周炎就会减轻。

桑叶可以清肝明目。眼红、眼赤、眼珠子热痛等，用桑叶配伍蒲公英，疗效非常好。

桑的果实桑椹子，可以补肝肾。对于腰肾不好的患者，精子数量不够或是活力不强的男性患者，可用桑椹子配枸杞子泡酒来治疗。

桑椹子、枸杞子、金樱子这三味药泡的酒，被称为"多福多子酒"。

今天就到这里，更多精彩在明天。

第88课 浮萍、柽柳、胆矾、番泻叶

浮萍辛寒，发汗利尿，透疹散邪，退肿有效。
柽柳甘咸，透疹解毒，熏洗最宜，亦可内服。
胆矾酸寒，涌吐风痰，癫痫喉痹，烂眼牙疳。
番泻叶寒，食积可攻，肿胀皆逐，便秘能通。

1月31日

雨

刘屋桥

《药性歌括四百味》，今天看看哪四味？

昨天我们去挖淮山药，我觉得润雅又输了一等，她把淮山药往桶里一扔就断了，金宝就不会做出扔这个动作。

所以在德行上要花的努力，比术上努力还辛苦。

俗话说：小胜靠术，大胜靠德。

小胜也指小成就，比如把字练好，坚持练习就能小有所成。但是一个人没有德，想要获得大成就会很难。

有术而无德如有水而无泉源，不能够长远。剪下来的花朵，虽然看起来很漂亮，但是插在瓶里三天就枯萎了。

一个人学医要经过三个阶段。

第一，让自己变得有名气，成为一个名医。

第二，让自己变得明白，真心为患者服务治好疾病，成为一个明白的医生。有名气不如获得明白。

第三，成为人民的好医生，成为一个民众之医。

有些人穷其一生可能都在第一层楼，甚至第一层楼都上不去。而我们要努力从第二层楼走向第三层楼。

现在好多人过得很光彩很有名，但是他们不如过得很明白的人。

我们讲中药，浮萍。

浮萍辛寒，发汗利尿。浮萍味辛能散，它因为长在水里，所以又带有水里的凉性。又因浮萍漂浮在水的表面，所以它擅于解表。

因其轻而阳之。因为质轻，浮萍可以发阳发散，发汗解表，利尿。

透疹散邪。浮萍可以透麻疹、风疹，散掉身体的邪气。患者皮肤瘙痒可以用浮萍治疗。

当患者受风患荨麻疹，就可以去池塘里捞些

浮萍煮水洗澡，这样毛孔就会打开，荨麻疹就退去了。

我一周前接诊了一位商店的老板，患者说皮肤瘙痒，我开了三剂药，他回来说吃了一剂就好了，另外两剂都不用吃。

我用的四物汤加丹参、石菖蒲、浮萍、荆芥、防风，既有活血药也有解表药，所以这个药方治疗血虚风痒效果好。

退肿有效。凡是生长在低洼或者水边的药草，甚至水里的海带、海藻、浮萍，都具有退水之性，才不会被淹死。所以浮萍能够消肿。

有句药谚叫凉利之药生湿地。所以生长在水面的浮萍既凉又利。

还有种说法：浮萍利水之功胜于通草。通草利水很厉害了，浮萍还更厉害。

当碰到小便不通、尿频尿急、前列腺炎、脚肿的患者，在常用辨证药里加浮萍，能利水消肿。

有一个感冒后脚肿的患者，他用浮萍煮水喝后出了点汗，小便通利，脚就消肿了。

可见我们中医讲的提壶揭盖，是以升为降的治疗方法。当患者毛孔打开了，小便就往下走。

所以浮萍退浮肿，效果非常好。

浮萍生长在水面，随波逐流，漂浮不定，世人通常认为这是缺点。

但是这也是浮萍的优点，说明浮萍生长能力强。不管在哪里，它的根须都能不断地往下长，叶子不断生长散开，即使在游动之中，它也不停地生长。这就是浮萍的特点。

所以我们看一件事物，不要说它绝对不好，它总有可取之处。

再看石头，它就不容易被水冲走，可见做人容易被外界影响，必定是本身分量不够重，够重就不会飘走。

我们钓鱼的时候要加一个鱼坠子，就是为了使鱼钩重坠在水里，不会随水漂走。

我认为，学习一种技能需要千锤百炼。

不管功夫堂、书法堂、知足堂、敷贴堂，还是医方堂中的任何一门技艺，只要你们精进到极致，就能一通百通。

所以我们学艺不在多而在精。把一招练成绝招，胜过百招蜻蜓点水。

我始终认为，一个老师可以教出千百种学生。认真苦练的学生，即使是跟着普通的老师，他都会变得很出色。学生若是自己不努力，即便名师在身边指导，也起不了作用。

接着讲中药，柽柳。柽柳又叫西河柳。

柽柳甘咸，透疹解毒。柽柳味甘咸，能发表透疹，所以皮肤瘙痒有疹毒的患者可以用它。

怎么用呢？直接砍柽柳条来熬水洗澡，就可以把疹毒透出来。

我们之后还要建立一个洗浴堂，就建在我们温泉之乡汤边。我觉得，办知足堂还不如办洗浴堂省事。

在春夏季，我们可以用一些草药如一包针、艾叶、青蒿、柽柳、浮萍熬成汤药，且温泉里面还富有硫黄，一起作用不仅可以发汗解表，还可以温补阳气。

熏洗最宜。人洗了柽柳以后，体表的疹毒体内的脏毒都可以通过皮肤排出来，说明柽柳透表的功效非常好。在熏洗药里，柽柳可以排首位。

亦可内服。柽柳也可以内服，做成煎剂可以治疗小儿麻疹。

再说我们将来的洗浴堂，必定是要设在汤边村的。洗浴为什么那么重要？

有一位老人感冒头晕，我跟他讲有一个老辈传下来的经验，洗澡治感冒。要注意不要再受风，洗澡水要比平常热一点，但是要注意不能烫伤皮肤。边洗边用手搓，从鼻子开始搓，再搓耳朵，再搓脖子，再搓胸部，然后搓背部。

要记住，胸背周围搓得越红越好，使劲地搓，从头搓到脚。

患者告诉我，他一搓鼻子，鼻子就通了，一搓头头就不晕了，再出来美美地睡一觉，第二天感冒头晕的症状都没了。

他说以前感冒，至少一个星期才好，这次洗一次澡就好了。他说他到老才领悟到什么叫作洗澡。

我们客家人，把洗澡房叫作药堂。

你擅洗澡的话，洗一次就等于吃了一付补药；你不擅洗澡的话，只在表皮冲洗一下，里面脏腑没有疏通，就达不到洗澡的效果。

之前有位吃撑的壮汉，他去找医生，医生给他建议："你不是就住在汤边吗？你到温泉里去泡澡，然后一边泡一边揉肚子。"

壮汉泡了半小时后，肚子果然不撑了。所以吃得过饱，可以通过洗浴按摩助消化。

所以发汗解表，不一定要吃解表的药，洗浴也能达到效果。消食健胃，不一定要吃保和丸、大山楂丸，推拿揉腹也能消。

我总结为推拿就是消食，洗浴搓背就是解表。这就是外治法跟内治法的相通之处。

好，我们再接着来看。我们在农田里头，可以用一把铲做什么？铲土、去草皮、挖地、开沟、刨淮山、挖井、砍树……一把铲你用好了，十八种功效都可以有。

也就是说，你如果有思路，工具就会有无穷

的用途；你如果没思路，想都不去想，怎么发挥它的作用？我们一大片地全是靠铲锄好的。

一个诊疗棒可以按摩、刮痧、推拿，还可以穴位刺激，甚至还可以搓脚，功能非常多。

所以使用一个工具，想要发挥到淋漓尽致，是要用心去悟，去练习的。

不然铲拿到手中，只会抱怨，就什么也做不了。所以我们要思考的不是工具好不好，而是会不会用？这点很重要。

再看中药，胆矾。胆矾酸寒。

涌吐风痰。有痰的患者，服一点胆矾下去，就能呕吐出来。因为内服胆矾可刺激胃壁神经，反射引起呕吐。

癫痫喉痹。胆矾可用于治疗癫痫抽搐的患者，每次用量不能超过1克。治疗喉痹也很有效果，胆矾0.5克或更少量，跟盐水一起吞服，大量的痰会很快被涌吐出来。

胆矾在癫痫发作前服用效果好，比如说患者发病已经有了规律，每天中午就会发作，就可以在上午10点或11点，让患者服用胆矾。患者体内的浓痰吐出来后中午就不再发作了。

这叫先其时而治，意思是说在疾病发作前就将它截断扭转。所以掌握了疾病的规律，我们提前下手就可以制服它。

烂眼牙疳。眼睛溃疡溃烂，牙龈长脓包可用胆矾。处方用胆矾散，即将胆矾、胡黄连、儿茶三味药研成粉末敷在溃烂处，患处就见好。所以胆矾外用能燥湿收敛。

我们接着再来看。一个金刚腿，就可以有十种到百种变化，所以整个暑假都学不完一个金刚腿。

我们练金刚腿可以单踢、双踢、三踢、高踢、低踢、侧踢、横踢，可以直踢，可以正踢，可以连环踢，可以一踢一掀，还可以配上手上的动作。

所以我就想，一个金刚腿就能有一百种变化，我们把变化的动作比作水，那么掌握了动作的要领就像是掌握了泉源。

得到了这个泉源，流水就会无穷无限。我们学医也要学它的泉源。泉源在哪里？在经典，在古籍。我们只要把源头学好了，后面的实践运用就能层出不穷了。

再接着讲番泻叶。番泻叶寒。它是寒凉的。

我在学校的时候碰到一位高血压症患者，收缩压180mmHg，肚子胀满，三天一次大便。

老师让他用番泻叶泡茶，一次一小撮，每天喝。十天以后，患者大便正常了，回来再量血压，收缩压降至130mmHg，正常了。

患者很高兴，提了很多茶叶过来感谢我的老师，说幸好有中医，他不用一辈子服降压药。

食积可攻。番泻叶能化积热。当我们有食积，肠道堵塞不通，直接泡番泻叶喝就可以通利大便。所以血压高又便秘不通的患者，多数平时火气很旺，喝番泻叶茶效果非常好。

肿胀皆逐，便秘能通。番泻叶还能消肿除胀，能治疗热积便秘。

如果小孩子肚子胀满厌食还发热，也可以弄点番泻叶泡水喝，或者加点牵牛子（二丑）粉，患儿喝下去大小便皆通。

番泻叶用沸水一泡就可以服用，非常方便。食积发热的孩子喝了，大便通了，高热也就退下去了。

有一个孩子发热三天，打了三天针热还退不下，中医问诊得知孩子三天都没大便了，于是让孩子用番泻叶泡水喝。孩子喝完半小时后就排便，热也很快退下来了，再也没有反弹。

可见，我们中医讲"六经实热，总清阳明。六经虚寒，总温太阴"是有临床依据的。

也可以解释为周身都冷的时候，要温心肾；周身都发热的时候，要清胃跟大肠。

胃跟大肠就像是海，如果海平面往下降了，那些汇入大海的江河之水通通都会倾泻而下。所以胱肠一通畅，浑身的热就会降下来。

我们今天就到这里，更多精彩在明天。

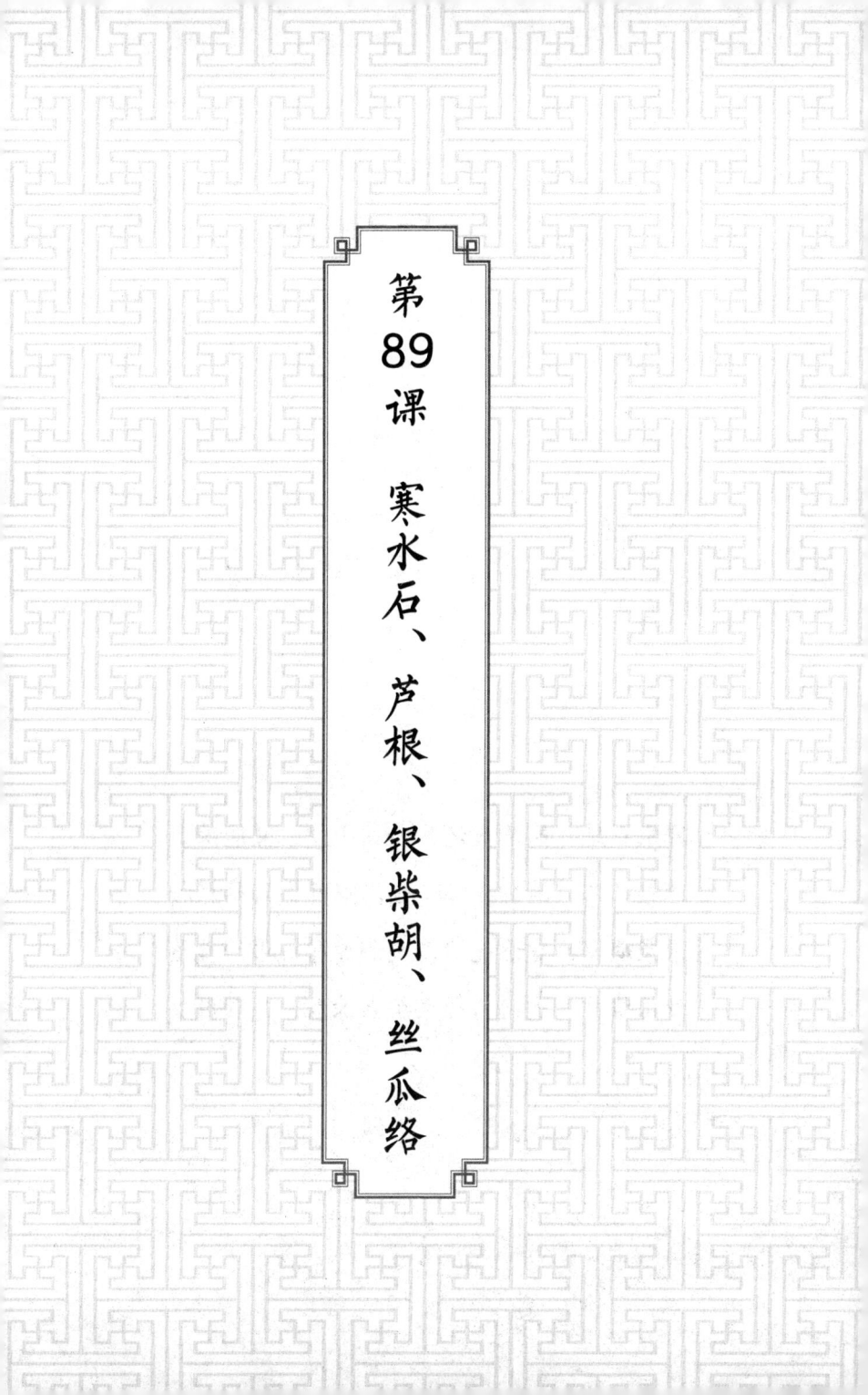

第89课 寒水石、芦根、银柴胡、丝瓜络

寒水石咸，能清大热，兼利小便，又能凉血。
芦根甘寒，清热生津，烦渴呕吐，肺痈尿频。
银柴胡寒，虚热能清，又兼凉血，善治骨蒸。
丝瓜络甘，通络行经，解毒凉血，疮肿可平。

2月1日

　　　　晴

湖心亭公园

　　《药性歌括四百味》，今天看看哪四味？

　　我看不少孩子又学书法，又练功夫，还学下棋，又弹钢琴，样样都学，这样好像对孩子很好。

　　古人有句谚语：艺多不养身，意思是技艺贵精不贵多。也有人说了，艺多不压身。艺多不压身是指样样技艺都精通，固然是好的。

　　但学得太多了，没有一样技艺精通，会被认为不够专业。

　　所以我们刚开始学习，就要一门精进。比如学下棋，就要跟最会下棋的人下，这样才能学艺，才有机会争做第二，再争第一。

　　这就是棋艺人的极致，学东西就要有这个专注极致的思维。

我们开始讲中药，寒水石。

寒水石咸。听它名字就大概猜到它的功能了。寒水石是石类药，像寒水一样，能够泻火除烦。

能清大热。什么是大热？最厉害的大热是瘟病，发热至39℃、40℃，表现为烦渴。

患者口干渴，脉洪大，大热大汗，热气鼎盛，可用三石汤，宣通三焦。以石膏、寒水石、滑石为君药，一个清上焦热，一个平中焦火，一个利下焦浊。然后再配伍一些清热解毒的药物，共奏清瘟解毒之功。

兼利小便。寒水石可以通利小便。夏天上火小便不通等热证，寒水石、滑石都可以通利去火。

又能凉血。长疮或被烫伤时，人体的血液就是热的。我们被水火烫伤以后局部有瘢痕，身体会发热。

我碰到一位被火烫伤的患者，局部发红发肿，大便不下来，身体发热，睡不着觉。

我建议他服用少量石膏、滑石、寒水石之类的药物，患者服用后热退下来疼痛缓解，就能安然入睡了，伤口也开始慢慢恢复。

而且，烧烫伤、跌打伤、扭伤的患者通常会有便秘的现象。因为大痛能够消耗大量人体津液，津液消耗会导致大便干结。

这时我们给患者清热润通肠胃，他的局部修复就会快一点。烧烫伤伤情不严重时，用一味寒水石研成粉末直接外敷，就可以让疮口收敛，能够凉血。

如果小儿丹毒，即小孩子长了一粒粒像火丹一样的肿包，痛得不得了，用寒水石研成粉末，调点猪胆汁外敷上患处，就可以起到降火解毒之效。

我们再看。新闻报道昨天在揭西又见雪松景，十分美丽，偏北的一些丛林，真的像银装素裹一样。这种景象如今很少见了。

雪花飘飞的天气，有的人看到就会抱怨说，这个天气真是冻死人了；有的人见到就会感叹，漫天飞舞的雪花，真是太美了。

同样的景色为什么有不同的见解？关键在于懂不懂欣赏。

昨天晚上我们功夫堂开业，那么冷的天，我们还是坚持锻炼。

一般情况下，很多人会说太冷了就不来了。但还有一部分人会想，这么冷的天，正好热身锻炼踢腿。

为什么？因为天气一冷，人体的气全部沉降在腿上，很适合练腿。

所以我们讲晚上练腿，早上练拳；冬天练腿，夏天练拳。夏天你不需要刻意去训练，你的拳自动会很快，因为夏天属火。心主火，心主上焦，夏天的心脏得气以后，手特别快。

冬天属水，主肾，肾又主什么？肾主腰脚。冬天再加上夜晚的沉降特性，都适合练腿。

在冬天晚上，睡前或者饭后十五分钟，食物消化得差不多了，你就可以练习踢腿，反反复复踢上半个小时，到春天，估计谁都跑不过你。

冬练北腿，北指肾也。有些人问道，南拳北腿是不是说南方人就拳好，北方人就腿好。这是很肤浅的理解。

南拳北腿从中医角度可以这样理解：心主的是拳，肾主的是腿，意思就是练好心脏，拳会很快，练好肾脏，腿很快很稳。

有人问我，小孩子要强壮身体怎么办。那太简单了，就是先练腿，把下盘腰马扎练好，就跟地基打得好楼就盖得高是一样的道理。

芦根，芦根甘寒。芦根味甘甜，性寒凉。

清热生津。芦根性寒能够清热，甘能滋补精血，所以能生津。油柑、橄榄也是甘甜甘甜的，能生津。

当小孩子普通发热至38℃、39℃，口渴咽干等，怎么办呢？我们最常用的三根汤效果就很好。

上次六岁的小花花发热以后，我让她家人到药店里抓芦根、白茅根、葛根各30克，孩子服用两剂药，热就退了。

吃了煎炸烧烤，身体发热发烧的患者，这三味药也适用。三味药合用，能清热利尿，降火退烧。

烦渴呕吐。心烦口渴，甚至呕吐的患者，最常见的是孕妇妊娠前三个月，看到食物、闻到味道都要吐出来，更吃不下。

有一位孕妇连续四五天都很难吃进东西，药又不方便吃。我让她抓点芦根泡水喝。芦根是芦苇的根茎，味甘甜，孕妇少量服用芦根水对身体不会有害处。

患者熬芦根水喝下去后，食欲变好了，而且吃东西后不再呕吐。所以妇人孕期闻食欲呕，用芦根。

肺痈尿频。肺里长痈疮，可以用芦根治疗。肺癌患者一旦发热，口吐脓浊，咳血，甚至鼻子都流出血来，怎么办呢？用四逆散、千金苇茎汤。

这个苇茎就是芦根。千金苇茎汤由桃仁、薏苡仁、冬瓜仁、芦根四味药组成。肺里有脓痰脓疡的患者，吃这个方子就可以排脓。

上次有一位出家师父回了一趟老家再回来后，他满胸都是黄痰，在医院里开了几次药吃不见好，痰仍然很多，后来到这边来找我。

我问患者痰黏不黏，他回答很黏、很黄。于是我就给他配伍四逆散加千金苇茎汤。

浓痰蒙蔽在肺里，可当作肺痈来治。结果他

吃了第一剂药就给我发消息，说这个药太神了，他吃药当天就感觉到肺里舒畅痛快了。两剂药后痰就去了七八，问还要不要再吃。我说不用了，基本上就好了。

他说以前不知道我们中药效果这么快，现在体会到了。

当胸肺里有浓痰蒙浊，用千金苇茎汤化痰排脓浊，效果非常好。

我们再接着来看。那天我们建茅草房时，需要砍竹子。川仔说刀钝不利，金宝也说竹子很硬。我就说不是竹硬，也不是刀钝，是人弱多病。

人弱多病，就会抱怨竹子硬，就会喊刀子太钝。

干不成事的原因或许很多，但一件事情都干不成的原因就在自身，不要向外面找。向外面找原因的人，自身提高不了。

我们讲中药，银柴胡。

银柴胡寒，虚热能清。银柴胡可以清虚热。小孩子疳积发热或者骨蒸劳热，有一个清骨散的药方，用银柴胡配合胡黄连，就专治骨蒸劳热。

又兼凉血。银柴胡可治疗血热阴虚火旺。

善治骨蒸。肺结核、骨结核的患者常常表现为蒸蒸发热，要用银柴胡配伍胡黄连、秦艽、鳖甲、地骨皮，退骨蒸治劳热。

有一位系统性红斑狼疮的患者，她在美德村，身体常年蒸蒸发热。她丈夫照顾她渐渐失去了耐心，最后她自己想悬梁自尽。

每天蒸蒸发热，整个人消瘦，系统性红斑狼疮病痛太难忍了。

后来有一位医生帮助她治疗，先是每天帮她推拿按摩，待筋络推通以后就给她吃清骨散。我问他为什么用清骨散？

他说患者骨头里蒸蒸发热，是什么病名他不理会，他只理会她现在属于骨蒸发热，患者很痛苦。结果患者治疗一年后，系统性红斑狼疮居然转好了。

他们夫妻之间以前经常吵闹，现在也和好了。

患者感激涕零，又介绍了几个系统性红斑狼疮的病友去找医生，医生说，他实际上都不会治疗这个病。

所以一个人，永远要记住，只要有一线的希望，都要付出万分努力去争取。

我们再看。我们每次出去讲课来听课的人都挺多的，但是为什么还有那么多患者？听而不行啊！什么意思？

意思是说听课的时候他们都点头，很激动，鼓掌很热烈，他们当时很感动，但是真正落实时却不行动。

他们都知道在功夫堂里踢腿好，但他们只偶尔来这个堂口踢，回家就一动不动。

最好的老师，绝不只是把你说得很感动，而是像春风化雨一样，慢慢地教你，让你一生都养成一个好习惯，比如踢腿俯卧撑或者别的锻炼，天天都练。

好老师，不是把功夫绝技直接就传你，而是让你养成一种特训的品质，这点很重要。

你若没找到重点，你就不可能是一个好的特训师，也不可能是一个好的武师、宗师。

一个宗师是从来不会怕他弟子不成才的，也

不会担心他弟子学无所成,为什么?

他只要能够教他弟子养成每天都练一个动作的习惯,这一招长年累月就会成为绝招。

所以我教弟子也是如此。我暑期一个人带几十个人,就只带他们练一招金刚腿,不论怎么变幻,都是这一招。为什么?

我以前听说过一个功夫老爷子。为什么叫他功夫老爷子?因为他没练过功夫,只是个农民。但是练功夫的武师都不是他对手。为什么呢?因为他不是一个普通的农民,他抡锄头很厉害。

他抡的锄头是特制的,我们五经富最大的锄头就是他的,特别定做的,一把锄头相当于平常用的两把半那么大。

清修河坝时,好几个人挑土,就他一个人铲。但那些挑土的人,挑不过他一个人。河坝河堤要挖开来,他一锄头下去,放这边就一畚箕,再一锄头下去,放那边又一畚箕,两畚箕就装好了,可以挑走了。

功夫老爷子没有功夫,但体力好。有一位武

师看他这么厉害，就想要跟他比武。所以后来武师用棍子，老爷子用锄头，进行了比武。

结果武师棍子刚打出去，老爷子的锄头就把他的棍折断了，武师整个人都翻出几米以外，老爷子一招制胜。他是真的没有练过功夫，但是他干活体魄好。

所以我说好体魄就是功夫，强壮也是功夫。

这个故事让我体会到，只要能够让一个人长年累月都练一个招式，练出来就是绝招。

抡锄头能变成绝招，写字也能变成绝招。

还有王冕画荷的典故。王冕小时候很贫困，替人家放牛，一天看到荷叶荷花就非常喜爱，于是就坐石头上面观赏。刚开始没笔没纸，就手在石头上画画，后来有了纸笔越画越好，到后面他的画卖得很好，王公贵族看了都争相抢购。

所以人不需要那么多条件，只要能活着就可以创造奇迹。

我还想说我们书法堂的创建也不需要太多条件，在地上也都可以作画。哈哈……

我们讲中药，丝瓜络。

丝瓜络甘，通络行经。丝瓜络是甘甜的，善于通行经络，当我们经络岔气时可以用它。

有些患者吃饭或者吵架，突然间觉得胸闷难耐，这时用丝瓜络30～50克煮汤，服用后胸部的闷痛感或刺痛感就消解了。如果再配伍桔梗效果更好，因为两者都善开胸肋中的气。

解毒凉血。丝瓜络不仅甘甜善清热，它还可以解毒凉血。

患者风湿热痹，即关节肿胀红热，摸下去热热的，就可用丝瓜络治疗。在辨证方里加丝瓜络50～80克，关节红肿热痛就会消退，因为丝瓜络能凉血解毒。

疮肿可平。身体局部痈肿疮毒的患者用丝瓜络，非常有效果。

经络通则平，经络一旦疏通了，皮肤表面也就平坦了。丝瓜络，专通人体经络，所以疮肿可平。

当碰到严重的痤疮患者，患者脸上出现一个个脓包，即使疮有绿豆大小，都可以用丝瓜络辅助治疗。

仙方活命饮加丝瓜络50克，清热解毒，消肿散结。治疗脸上顽固的痤疮和很严重的爆火疮，都非常有效。仙方活命饮被称之为阳毒第一方。

丝瓜络还可以通乳汁，当产妇经络堵塞乳汁不通，可用丝瓜络通胸肋之气，胸肋的气一通乳房经络也通，乳汁也就通畅。

丝瓜络善走胸肋，所以跌打损伤尤其是胸肋部受伤的患者，用丝瓜络治疗效好。

今天就到这里，更多精彩在明天。

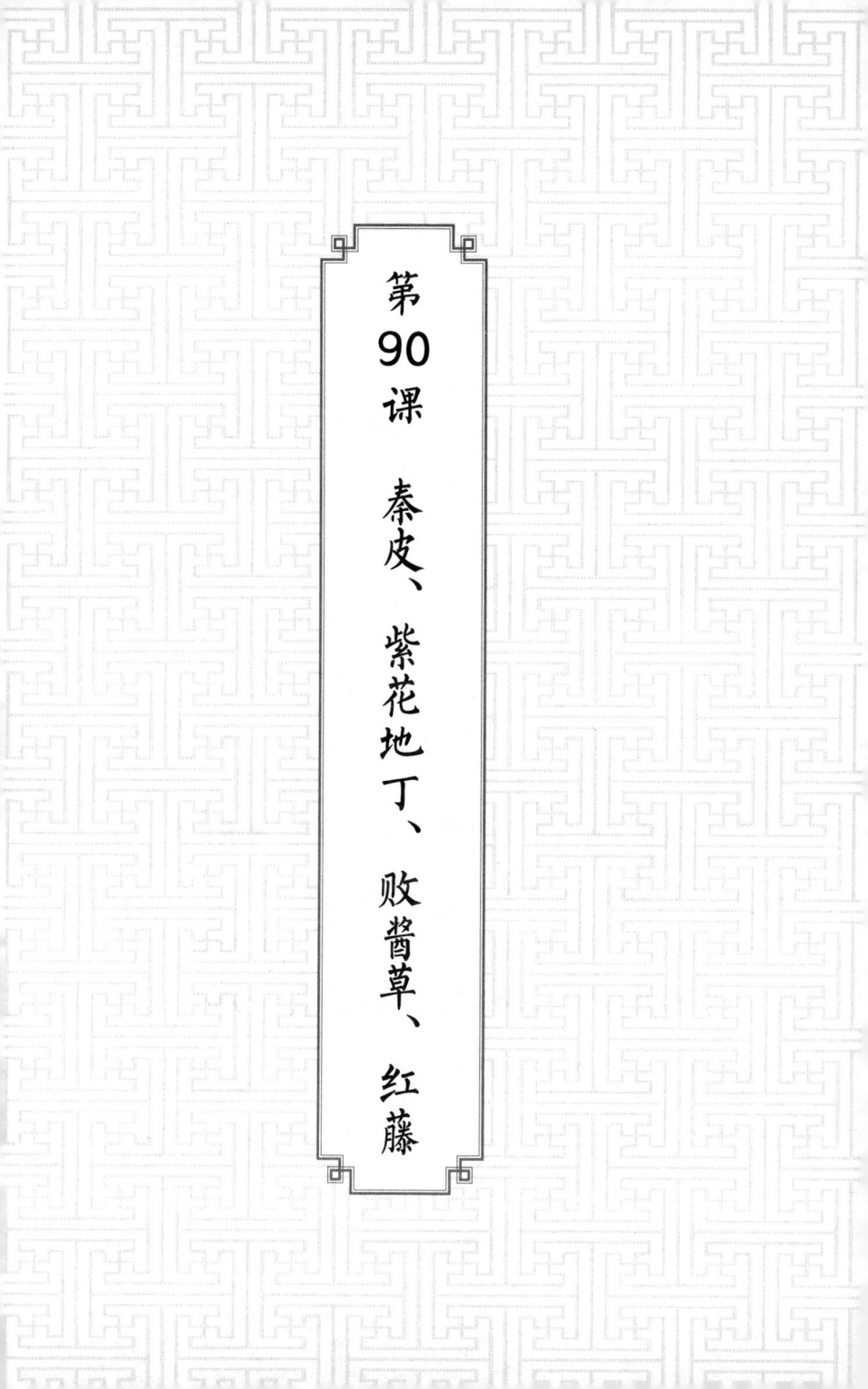

第90课 秦皮、紫花地丁、败酱草、红藤

秦皮苦寒，明目涩肠，清火燥湿，热痢功良。
紫花地丁，性寒解毒，痈肿疔疮，外敷内服。
败酱微寒，善治肠痈，解毒行瘀，止痛排脓。
红藤苦平，消肿解毒，肠痈乳痈，疗效迅速。

2月2日

晴

湖心亭公园

《药性歌括四百味》，今天看看哪四味？

我之前讲了，池深水多鱼龙盛，即池塘深了水多了，大鱼就开始有了。我们人也一样，深呼吸气血就多，睡觉深沉精力就旺盛。

为什么现在很多中医学子，学医学得不上心？问题出在哪里？老师传的是好医术，祖宗留下来的是好医书。但学生为什么学不好？

我认为学东西学不好无外乎两个原因。

第一个，体魄不好。他们通常呼吸不够深沉，不能够气沉丹田，所以学的东西不能进到骨子里去。呼吸深沉的人学东西会更加深刻。呼吸浅的人，很容易就气喘吁吁的。

像老牛拉破车上坡一样，各方面都很差，学

东西就很肤浅。

第二个,德行不够。他们学东西不是为了帮助他人。德行不够,学为私用动力就很小。

一个人有大目标,才会有大动力。只为个人身家温饱计,则动力小;若为天下苍生计,则动力大。

所以苍生大医绝不是那些只为利己的人,而是那些朴实肯干,一心为大众的人。

我们看秦皮。秦皮苦寒。苦寒清火消炎热。

明目涩肠。肝火眼赤,以及熬夜上火眼红的患者,用秦皮煮水洗眼,眼红眼赤就能缓解。

严重的腹泻,热毒痢疾,肛门滚烫的患者,可用秦皮止泻。

我们会发现,摩托车如果长期使用,经常不熄火,排气筒会被烧毁。

我们如果长期吃容易引起热毒的,像薯条、方便面这类煎炸烧烤食物,肛门就会红肿热痛。如果再吃辣椒,肛门就更加灼热。

这时怎么办呢?用秦皮8~10克泡水喝,肛门立马就清爽。

因为秦皮有涩肠的功效,所以秦皮还可治疗严重腹泻导致的肛脱。

清火燥湿,热痢功良。哪种情况容易拉肚子?一边吃寒湿的冰淇淋、冰棍等冷饮,一边又吃煎炸的炸鸡腿、炸薯条。

这叫作寒火两重天,既湿又热,很容易导致腹泻。这时我们用白头翁汤,方中含有秦皮,专治湿热痢疾。

秦皮还可用于妇人赤白带下。如果患者阴部瘙痒,可用秦皮、黄柏、蛇床子、艾叶、苦参五味药煎水外洗,这相当于上品的妇炎洁。还可以加百部,百部能够杀百虫,虫见了百部就会害怕。

我们再接着看。最近我们有两件喜事。第一件,我们要建书舍,有很多全国各地来帮助我们的朋友,大部分都没有见过面,他们中有的出一万元,有的出五六千元,有的出七八百元。

我们就发了一条微信出去,都未曾露面,他们为何会如此慷慨解囊?

我觉得一切的惊喜跟幸运都是长期积累的人气，是我们用汗水和善良感召过来的。

刚开始来的时候，为什么金宝她可以捡菜叶来吃，而润雅就吃不了？

这是节约的美德。德行做到极致以后，后期的善缘会越来越多。

传说有一个老师父带着徒弟一边去化缘，一边讲经说法帮助山里的村民。有一天他经过，看到有几片菜叶被水流冲下山，于是他对徒弟说，这个村不去了。徒弟问他，为什么呢？

他说，这么好的菜叶，随便就丢掉了，说明这个村的人福报不够。

老师父感叹村民不懂得珍惜，刚转身要走，一个老农冲下来去捡菜叶，原来他的菜叶被水漂走了，他一路追下来，就来到了山脚下。

师父一看，原来误会了。村民不小心弄丢了菜叶再远也要追回来，可见村民惜福，然后老师父进村里去讲经说法，造福一方老百姓。

所以即使一片菜叶，你能善待，也会得到无

量无边的福报。我们农场里再多的菜吃不了，送出去都好，不可乱丢。

紫花地丁，性寒解毒。紫花地丁是寒凉的，它可以解毒。紫花地丁善解痈疮、疔疮之毒。

疔疮，根深坚硬像铁钉一样，很难拔出或消退，常见于手、足、背部，可单用紫花地丁内服加外敷治疗。

新鲜的紫花地丁捣烂了，一半汁液调蜂蜜内服，一半连药渣一起敷在患处，顽固的疔疮就会被拔出。

我们当地有不少治这些无名肿毒的医生，就用紫花地丁、蒲公英、败酱草这些解毒的草药。

把新鲜的草药捣烂以后敷在患处，疮口就像老鼠见猫一样，自动就收口了。

紫花地丁治疗痈肿疔疮，外敷内服，内外兼治。

除此之外，紫花地丁治疗蛇伤效果还很好。毒蛇咬伤时，可以用紫花地丁捣烂以后加雄黄外敷，解蛇毒疗效好。

凡是能解蛇毒药的药物，都可以治恶疮、恶

癣等难治疗的皮肤病。

连毒蛇咬伤都可以治疗，那皮肤的恶病疮痒都可以解决。

今天要讲一个非常好的方子，好到什么程度？你只要脸上长痤疮，七八个甚至更多，或是逢年过节吃的煎炸烧烤导致的，或是熬夜引起的，都可以用这个方子。

五味消毒饮，由金银花、黄花地丁（蒲公英）、紫花地丁等五味药组成，每味药用20～30克，服用3剂，痤疮即可消退。

我们镇上桥边有一个少年，因长了满脸疮不愿意去上学。少年用了很多药疮仍然退不了，后来找到我。他服用3剂五味消毒饮后，疮就退下去了，然后去上学了。

脸上这些痤疮、爆疮，只要是突然间起来的皮肤病，多是热毒上火引起的。五味消毒饮，五味药就可以把一切毒热阳毒消下去。

我们再看。为什么我们知足堂里，同样的招法，有些学生学了，患者特别喜欢让他给按。有些就不受欢迎。为什么？

难道老师偏心没有教给你吗？不是。

这就像北风和南风的区别。虽然同样是风，但北风吹来的时候，人们可能会冷得打哆嗦甚至怕它；但是南风带来温暖，人们就会敞开衣服欢迎。

医生如果用冷漠的心对待患者，他就像是寒冷的北风。北风吹患者，患者打哆嗦。

医生如果推拿按摩时充满了热情，给患者带去积极阳光，他的手法就是南风。

我们中国人建房子都要向东南，宁可少吃一碗饭，建房也要向东南，为什么呢？招南风。

南风是和缓、舒服、温暖的，北风是寒凉、肃杀、冷漠的。所以观察大众的喜好，就知道我们手法要怎么样。

我们的手法要像南风一样令人温暖。你融入关爱，即使水平很低，也可以做南风。南风虽然很小，大家都很喜欢。

如果没融入关爱，不把患者当人看，手法都融入了冷漠，那就是北风。很小的北风都让人躲避。

我们接下来再讲中药，败酱草。听它名字就知道它的神效。患者肠中脏东西像败酱一样排不出来，吃了败酱草就可以排出来。

败酱微寒，善治肠痈。什么叫肠痈？肠道里痈脓发炎。如阑尾炎。

有个阑尾炎的患者，我们现场帮他按肠胃的反射点，他疼痛就减轻。然后让患者一次用败酱草80克煮水喝下去，患者大便双倍排出，阑尾的痈肿就减轻了。

所以阑尾炎、肠痈，可用败酱草。败酱草有肠痈要药之美称。

解毒行瘀，止痛排脓。有热毒，有瘀血的患者可用败酱草。妇人产后恶露排不干净，可用生化汤加败酱草。

我们再接着来看。雷电其实是同时出现的，但是我们却先看到电闪，后听到雷鸣。

同样，我们也总是先发了脾气，病痛才姗姗来迟。

我曾治疗过一例妇人咽喉痛，患者每次咽喉

痛复发都是因为跟丈夫吵架，一吵气就梗阻在咽喉。

配伍四逆散加半夏厚朴汤，患者服用后咽喉痛就消解了。

我们告诉她说，那不是慢性咽炎，她的咽喉痛是气出来的，气得脖子粗了，气也堵了。

所以说恶病不可怕，可怕的是恶因。有因才有果。

红藤苦平。红藤又叫大血藤，消肿解毒。

红藤消肿的功效非常好。有一位伤科医生，他有一个药酒，是不传的秘方。患者伤了筋骨，他就用药酒揉搓患处让伤痛瘀肿消掉，加快伤骨复位。

后来得知，他的药酒里只有一味药，即上等的红藤。红藤一砍下来，它的藤茎就会流出血一样的汁液来，所以叫红藤。红藤可以通血脉，而且活血通络效果很好。

肠痈乳痈。肠痈、乳痈、脓包肿块，要用红藤，红藤的活血散瘀效果非常好。

因为红藤是藤类药，藤类药善走经络，所以

红藤可以排血脉经络里的毒素。它相当于什么？相当于环保工人跟环保车。

环保车一过，大街就干净了。红藤一过，血管肠道就干净了。所以红藤是非常好的一味药。

疗效迅速。在医院里治疗阑尾炎、腹痛，有一个汤方叫红藤煎，非常好用。

患者腹内的积滞火热，或初期的疮脓，服用一剂下去就好了一半，两剂下去基本康复。

红藤煎由红藤、紫花地丁、金银花、连翘、大黄、牡丹皮、甘草、延胡索、乳香、没药十味药组成，有清热排毒的功效，治疗肠痈效果很好。

患者饮食过度的肥甘厚腻导致足生大疔，或别的地方长疔疮，也可用红藤煎。

我碰到一位胸肋部长疔疮的患者，他痛得手都不敢触碰胸肋，一碰就痛。

剧痛的病证多是属于实热证。疮长在脚下的，一般是湿热；长在胸以上，一般是火毒。

火毒跟湿气裹挟，疮就长到脚上，多见于老人。这已经不是简单的热证，它还带有湿毒。

火毒就可用红藤煎。患者喝完药回来问我，怎么会那么管用？一剂下去疔疮就瘪下去，手碰着不会痛了，两剂下去疮就全好了。

我说这是因为他治疗得还算及时，不治火毒久在体会产生恶变。从此以后，他就不敢乱吃肉了。

今天就到这里，更多精彩在明天。

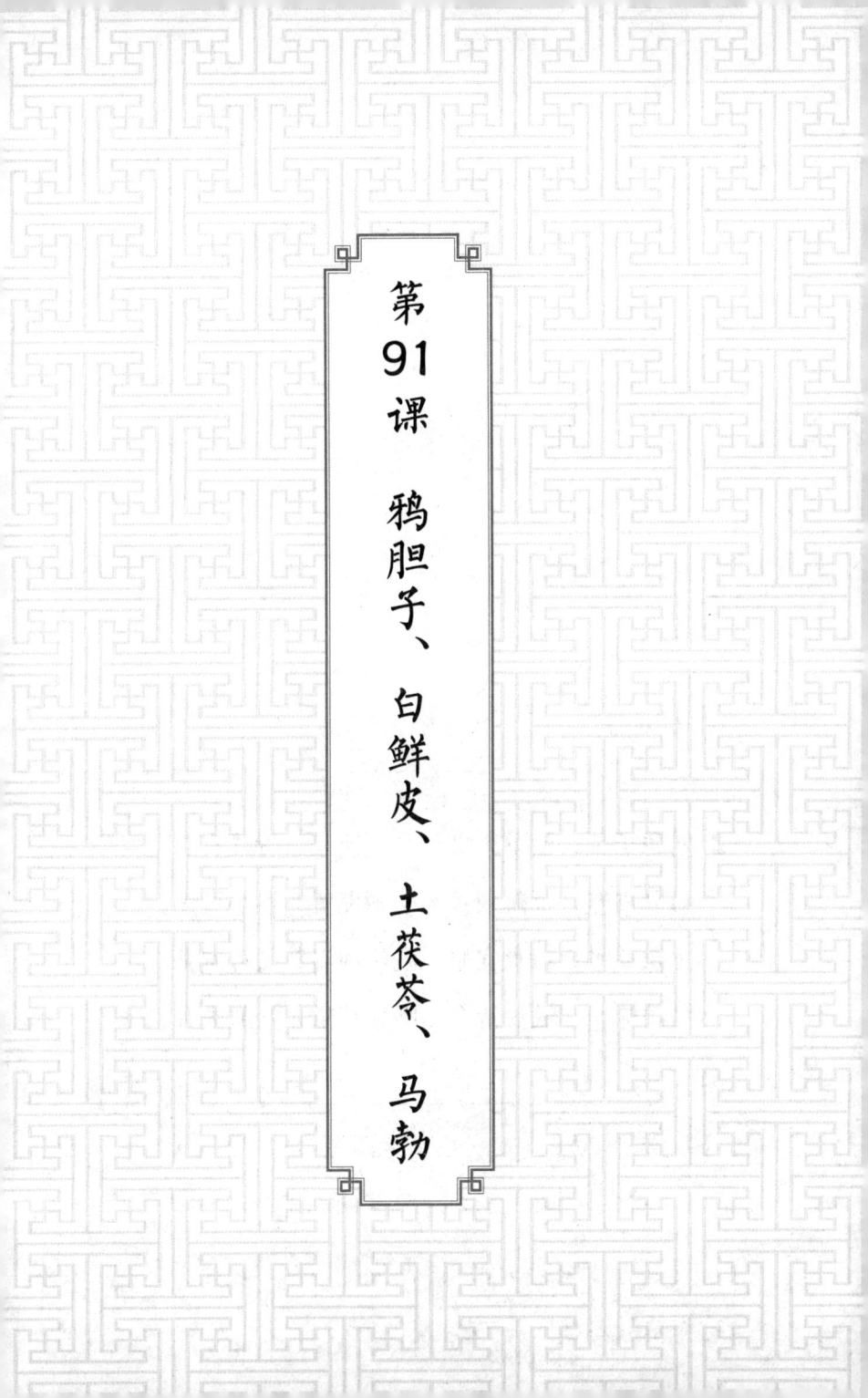

第91课 鸦胆子、白鲜皮、土茯苓、马勃

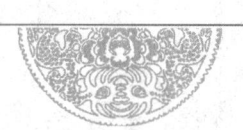

鸦胆子苦，治痢杀虫，疟疾能止，赘疣有功。
白鲜皮寒，疥癣疮毒，痹痛发黄，湿热可逐。
土茯苓平，梅毒宜服，既能利湿，又可解毒。
马勃味辛，散热清金，咽痛咳嗽，吐衄失音。

2月3日

晴

湖心亭公园

《药性歌括四百味》，今天看看哪四味？

刚才我讲到的，凡是一个成功出色的人物，都能轻松做到四大威仪，哪四大威仪呢？

第一个，坐如钟。坐下去，纹丝不动，八风不动心，是为最吉祥。不管是周围的吵闹、宠辱、是非，好像都与他们无关。

第二个，行如风。行如风，指的不是走得像风那样快，而是要走得像风那样轻盈。什么样的人能够走得像风那样轻盈？

不是让你练成功夫高手，也不是让你天天绑沙袋走路。而是要你们心里没有负担，没有包袱，没有思想压力。

我们看小孩子，他们到外面蹦蹦跳跳玩一个

上午都不嫌累，为什么呢？心里没有包袱，没有压力，没有阴影。

所以一个人要变得超级强大，不是天天绑沙袋，而是让心轻盈下来，这叫心如风。

第三，卧如弓。睡觉的姿势，一卧下去，像一张弓一样。弓就是一个收缩的姿势，一收缩了精气神就回归了。

所以一个人的睡姿、睡态也很重要。尤其是冬天，冬天不封藏，春天怎么会有力量？

我们晚上或是中午休息的时候，要像龟鳖一样收缩。脏腑收缩，里面就充满精气。

最好的睡眠质量，是醒来时你发现你手脚没力。这说明气血都归到脏腑去滋养了，等起床后再动时，手脚就充满了力量。

你们有没有这种感觉？睡醒以后手脚都软绵绵的，这说明，这个觉睡得非常沉。如果睡醒以后觉得手脚硬邦邦，说明你气血没彻底回到脏腑去。

第四，站如松。站桩时身体扭来扭去的，就达不到我们站桩的目的。我们要像松那样挺立有傲骨，不怕霜雪。

我们开始讲中药，鸦胆子。鸦胆子苦寒，有小毒。

治痢杀虫。鸦胆子是苦味的，虫子怕苦，一闻到鸦胆子的味道，虫子就跑了。

因为鸦胆子有一定的毒性，而且很苦，我们通常把鸦胆子制作成胶囊再服用，治痢杀虫。

疟疾能止。鸦胆子可以治疗疟疾。有些患者疟疾两三天发作一次，有些患者固定的时辰发作，患者就在发作前几小时把鸦胆子砸碎了吞服，疟疾就能得到很好地控制。

现在治疟疾更厉害的药是青蒿素，青蒿素是从青蒿中提取出来的。所以新鲜的青蒿捣出来的汁，可治疗疟疾寒热。

以前疟疾是很难治疗的病证，具有传染性，患者很痛苦。我们国家用中医中药攻克了这道世界难题，因此还获得诺贝尔奖。

我认为，人只要有真能耐，别人就会认可你，即使心有不甘，也不得不把奖送给你。我们就要做这个别人不得不敬佩的能人。

赘疣有功。什么叫赘疣？赘疣也称赘瘤，就是增生出来的多余的肉瘤。

将鸦胆子捣烂敷在患处，赘疣就能脱落。

有一位外科郎中，他专治鱼鳞子、赘疣等皮肤顽疾。患者去他那里，他就给贴自制的药贴。患者连用两三次就能把赘疣去掉。他别的都不用做，就贴这个就足以生存。

逢年过节，很多人从外面回家都去他那里贴药贴，贴了就掉了。

我跟他关系很好，他跟我说其实没什么秘诀，就是用的鸦胆子。很便宜的代价却可以收到很理想的效果，这是中医的厉害之处。

如果我们要用鸦胆子减轻毒痢，又怕它伤到身子，就可以用龙眼肉包着鸦胆子来服用。

我们再看。很多学生都抱怨说学习、工作、生活压力大，压得人喘不过气来。

如果你不善化解，只能在压力底下生活，就如同泰山压顶；如果你善于化解，能顶着压力迎难而上，就如同泰山顶上看日出。

我们如果能登高望远，那压力不过就是一道道风景线；如果不能登高望远，所有压力就有可能把我们头压扁。

能有事压得我们喘不过气来，就说明我们还不善化解。老先生跟我们讲：善化没有恶缘，善转没有逆境。

善转怎么理解？比如你不会骑自行车，就去跟一个会骑的学，慢慢你就能骑了。你不会开车，就去找教练学，慢慢就会开了。

我们这个时代最缺哪个行业的人才？调整压力的人才，即心理导师，心灵的导师。

但这方面的人才少，在我们农场就更少。你们如果能够往心理学这方面多进修，多看书，多去化解自身压力跟周围人压力，久而久之你就会成为世人敬仰的人。

接着讲白鲜皮，白鲜皮寒。

我们听它的名字就大概知道它是治什么病的。鲜同癣谐音，可推断出它是治皮肤病的。

疥癣疮毒。白鲜皮治疗皮肤湿疹、风疹、疥癣等，常与苦参、黄柏、百部等药一起熬汤外洗。患者洗一次症状就能减轻。

但是有些患者使用效果就不理想，因为他们没有管住嘴。

有位患者因天热皮肤瘙痒，抓得血痕破皮，他说每个医生都让他的病难倒了。

我说他就是想难倒我。我问他有没有吃鱼吃海鲜，他点头。问他有没有吃香菇，他又点头。问题就出现在这里，他一直吃这些易致敏的食物，怎么能止痒？

一边又赶贼出门，一边又引狼入室，自然好不了。

他一听是这个问题，决心忌口。他用这个外洗的方子三天后就不再瘙痒了。

所以疥癣、疮毒，并不是想象的那么难治。只要患者忌口，疥癣、疮毒就没有粮草去支持它，它自动就会枯萎。我们再配上药方去治疗，它就不会再犯。

痹痛发黄。白鲜皮治疗风湿痹痛效果很好，特别是痹痛得肢体麻木的患者。

因为白鲜皮有一个很特别的味道，而气味可以钻到人体的七经八脉，所以白鲜皮治疗痹痛疗效很好。

白鲜皮还可以治疗黄疸，皮肤发黄。

我曾碰到一位手泛黄的患者，用茵陈、白鲜皮、蒲公英配伍治疗。患者吃完药后，手上的皮肤就恢复了正常。

湿热可逐。白鲜皮可以把风湿、热痹驱逐掉。

通常白鲜皮跟地肤子联用，两者被称为"肤痒二药"，对顽固的恶癣也可以用。国医大师传给我一个方子。

他一辈子治癣无数，人家说治啥别治皮，治皮丢脸皮，因为皮肤病很难治。

但是国医大师说他有治皮杀手锏，他专要那些别人治不了的皮肤病。

皮肤疾病病机寒热错杂，虚实阴阳通通都有，皮肤瘙痒的种类太多还范围广，从头到脚病证各有不同。

国医大师说，脱皮脱屑的皮肤患者，用乌梅丸加白鲜皮、地肤子，效果超级好。寒凉重的患者，方中附子、干姜、川椒多用一点，热性毒性大的患者，黄连、黄柏就多用一点。

所有病人吃他药的都要说一句：一辈子没吃过这么难吃的。乌梅丸是十大最难吃的药之一。

乌梅丸加白鲜皮、地肤子，寒热虚实的皮肤疾病都可以治疗，能把湿热逐出体外。

我们再接着看。我们那天在原始丛林里徒步穿越，有些人就惊慌失措，有些人就淡定平静。还有我们上尖山峰的时候，后面有几个人或许不是没力，是害怕了，所以不敢上。

为什么呢？当你在原始丛林穿越，只见山水不见路的时候，心态就很重要。你心中有蓝图跟线路，你就是在游览美景；你心中没蓝图线路，就会感到慌不择路，非常恐慌。

人的一生，有人觉得是个谜，有人就觉得清得不得了。所以心中的蓝图很重要，蓝图决定了你要成为什么样的人。

你什么样的人都不想成为,你就是人生的迷路者。这点很重要。

哲学的问题:我是谁?我从哪里来?我要干什么去?

我是谁?就是要确定自己的价值。我从哪里来?对待父母、大自然上,我们要懂得报恩。我要干什么去?我们要有目标,目标可以是走向世界,也可以是无私奉献。

我们把人生的大意义搞清楚了,就有蓝图了。还没搞清楚,可能一辈子都糊里糊涂。

糊里糊涂呢,你不管在哪里都会感到惊慌,像迷路的大雁。一旦有蓝图了,你就会像归队的雁,一点都不怕。

再接着看土茯苓。土茯苓平。它是非常平和的。

土茯苓有一个别名叫硬饭团,我们客家人以前在缺衣少食的饥荒年代,就上山挖它来吃。

因为它可以当救荒粮,所以又叫硬饭团。土茯苓虽说不怎么好吃,但在确实没东西吃的时候,相比于树根，它就是极品了。

梅毒宜服。梅毒是什么？梅毒是一种传染疾病，会进入人体血液乃至全身。梅毒很难治疗，一般的除湿药只能把湿热从肌表带走。土茯苓不一样，它可以把湿毒从肝肾筋骨里排出体外。

土茯苓叫硬饭团，可以知道它的质地是比较坚硬的。凡是根茎非常坚硬的草木，都有穿透的功能。有的根茎甚至可以延伸到十几米以外去。

土茯苓的根茎可以穿透山石，而且拿起来会发现它有一个个结节状隆起，质地坚硬，有的形状像菱角一样，很是威武。

有一个复方土茯苓汤，由土茯苓、金银花、白鲜皮、威灵仙、甘草五味药组成，专治梅毒等病证。药毒导致的肢体、关节拘挛，也可以服用土茯苓把毒素带出体外。

比如我们吃了很多农药残留的水果蔬菜及其他肉类，身体不适就可以服用复方土茯苓汤。我们服用两三次后，身体就会很轻快。

现在很多人觉得很疲累，就跟他脏腑里沉积

了一些重金属跟农药化留有关。一旦把这些有害物质排出体外了，人就轻松了。

既能利湿，又可解毒。土茯苓是利湿、解毒的好药。

上次有一位痛风嘌呤指数 800～900μmol/L 的患者来看病，我给他用土茯苓 100 克配伍四妙散、四逆散治疗。

他第二次来送了两包茶叶表示感谢。他吃完半个月的药后去检查，痛风嘌呤指数下降到 400μmol/L，医生惊讶地问他吃的什么好药。

医生知道是土茯苓后直感叹中药居然能取得这么好的效果，甚至可以不搭配西药。所以土茯苓是痛风跟尿酸的克星。

土茯苓还可以治疗妇人带下湿痒，膝关节肿胀。

我们再接着看。你把弹珠拿在手上，没有人会怕你，因为弹珠通常被看作玩具。但是你把弹珠放在弹弓上面，谁见了都怕，都要避开它。人也一样，没有突出的特点，不能引起重视。但是一个人如果在圣贤的经典书籍里面熏陶再出来，气场就会很不一样。所以书籍就是弹弓的弓架。人呢，就是弓架上的弹珠。

这是我看到孩子玩弹弓领悟到的。圣贤经典就是我们人生奋进的弓架。

每个人都不会太差。我们的中医普及学堂，就是要把废弃的沙石也变得很厉害的弓架。

所以，不管你之前如金银珠宝一样耀眼还是如沙石一样不起眼，都可以变厉害。

即使一个有不足之处的，或是自卑的人，只要他长期处在圣贤经典的氛围里，他将来的成就就小不了。

这就是借助外在的力量来强大自己。

马勃味辛。它是辛平的。

散热清金。马勃可以散风热清金。这里的金就是人体的肺，清金就是清肺热。

木火土金水，和肝心脾肺肾五脏是相对应的。

如果我们咽喉肿痛，用马勃煮水喝，就可以消肿。当出现严重的扁桃体充血发炎时，可用马勃加板蓝根煮水服用。

咽痛咳嗽。当患者咽喉痛得很厉害,还咳嗽,用马勃治疗效果很好。

对严重的热毒性咽炎,输液也退不了热毒时,就可用"普济消毒饮"。

这个汤方非常有气势,普遍的热毒病证它都能够救济,因为清热解毒,所以叫消毒饮。

此方出自于古方书,对于热毒上攻咽喉肿痛的疗效超级好。你只需要把里面每味药用2～5克,就能感受到它的厉害之处。

有一位患者咽喉肿痛,话都说不出来,吞咽时疼痛剧烈,根本没法吃饭,输液也不管用。

我开方普济消毒饮加威灵仙、白英、青皮,只开了一剂让患者回家喝。患者看只有一天的药,还以为我是想让他多跑几天。我告诉他不用跑了,一剂下去就能好。

患者看我这么有自信,半信半疑抓了药,只花了几块钱。患者服用当天下午吞咽就没有了障碍,睡一觉醒来第二天吃早餐咽喉也没有了任何不适。

再严重的咽喉梗阻，只要是急发热痛的，脉象表现为很有力，就可以用普济消毒饮治疗。口苦、口臭非常严重的患者，也可用。

吐衄失音。吐血衄血，发不出声音的患者，可用马勃治疗。

马勃还有一个非常神奇的效果，是我们老师屡用屡效的。

经常久坐办公又湿热重的人们，腹股沟或阴部周围，会多汗潮湿。我们曾经去采过马勃，它们长成一团一团的，打开内部就是一团粉。马勃粉抹在易出汗处，可以干燥除湿。

湿热下注、肝胆湿热、阴囊潮湿的患者，可外用马勃粉或内服龙胆泻肝丸。

湿毒带走后，只要不乱吃乱喝、熬夜了，就不会再犯。阴囊潮湿多年的患者也能不再痛苦。

今天就到这里，更多精彩在明天。

第92课 橄榄、鱼腥草、板蓝根、西瓜

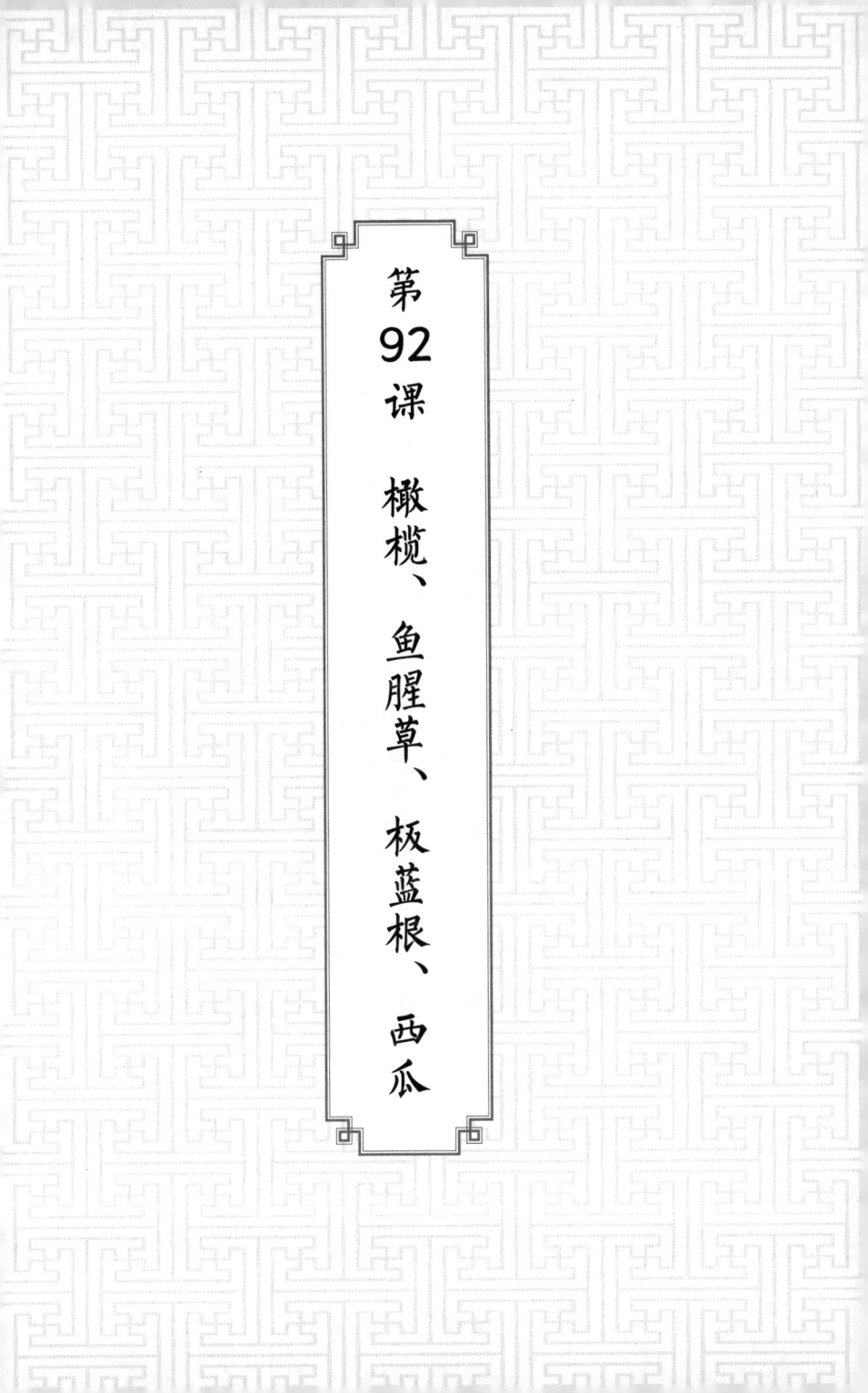

橄榄甘平，清肺生津，解河豚毒，治咽喉痛。
蕺菜微寒，肺痈宜服，熏洗痔疮，消肿解毒。
板蓝根寒，清热解毒，凉血利咽，大头瘟毒。
西瓜甘寒，解渴利尿，天生白虎，清暑最好。

2月4日

晴

湖心亭公园

《药性歌括四百味》，今天看看哪四味？

我们在农场里挖井时发现，挖得很浅时，流出来的都是泥浆水，很污浊。可是挖到沙层以下，冒出来的水，就很清澈。

当时我就体会到，读书也能分为读俗书跟读经典。

如果你读俗书，内容肤浅如泥浆水，言言皆贪嗔痴慢；如果你读经典，深入经典会发现，句句皆醒世良言。所以我们要选择性地读书。

《弟子规》里讲："非圣书，屏勿视，蔽聪明，坏心志。"这告诉我们，不是圣贤的典籍，不要轻易去看。我们要看就看百年经典的好书。经典的书，就像井沙层之下的清泉。

我们再看橄榄这味药。橄榄在我们南方叫青果。橄榄对咽喉非常好。逢年过节的时候，买橄榄的人们很多，吃了煎炸烧烤咽喉痛就可以嚼上几颗。

有一个从苏州过来的患者，他来时感觉咽喉痛，跟我们到农场后，我让他摘几个橄榄去吃，他吃完三个以后说："哎，怎么不痛了？明天都不用治咽喉了。"

橄榄甘平，清肺生津。橄榄可以清肺部生津液。

人常抽烟，肺部就像常浸在烟囱里一样，会经常咳嗽，痰液黄浊。

有黄浊痰的患者很适合青橄榄，但是咳清痰的老年患者就不能吃橄榄。痰液清稀，像水一样，说明是寒痰。橄榄清肺生津，寒咳患者食用后痰液会更多，病情会加重。

热痰用青橄榄，寒痰用姜枣茶。

解河豚毒。人们逢年过节鱼蟹等海鲜吃多了，身体不适，可用橄榄治疗。这时把橄榄果肉捣烂，加蜂蜜或温水喝下去，患者立马肠通腑畅，鱼蟹毒邪得解。

有一位患者，他平时很少吃螃蟹，过年吃后脚都肿起来了，这就叫鱼蟹中毒。怎么办呢？

我让患者用橄榄、苏叶再加蜂蜜泡水温服，患者喝完以后排小便很顺畅，两天后脚肿就消退了。我们平时爱吃鱼的，为避免中鱼蟹毒，就可以用这个方子。

治咽喉痛。橄榄治咽喉痛效果很好。口干舌燥咽喉痛，扁桃体发炎吞咽困难，我们用随手就可以取到的青橄榄、白萝卜两味药就可以治疗。

如果孩子咽喉痛得很厉害，青橄榄、白萝卜捣烂出汁，直接喝汁液，要一点一点慢慢喝，避免一下吞进肚子凉胃。也可以含服，让汁液于咽喉处作用时间长一些。

萝卜汁配橄榄汁，是热毒性咽炎的特效方。

如果肌肤表面长疮痛肿毒怎么办？橄榄捣烂出汁加点冰片或者儿茶外敷，疮肿就会消退。

别看一个小小的橄榄，平时只是作为零食吃的东西，原来它的药用功效这么好。

我们再接着看。有些人见识很长远，有些人见识很短浅。

有些人会争眼前的一点利益。知足堂建成后，患者做完足疗后很有效，他们当中就有人送红包，但我们一概不收。

并不是说我们不收红包很了不起，不收礼是我们的职业操守，而是说，我们眼界要高远，不要为了赚一两个小钱，止步不前。

我们是为了能够把中医和足底反射疗法发扬光大而努力奋斗，为了让中医界能够有一股春风。

我们要做春风，而不是建设堂口。建设堂口，就会拼命去装修，去赚钱，一旦拼命想赚钱，技术就很难提高。所以这点很重要。

一个人想要看得很远，就要守住本心，心没有名利挂碍，就能更长远。否则就看不远。

就好像在热气球上绑了很多沙袋后它飞不起来，但沙袋一解放，它就可以四处飞了。

有的人说他很累，走起路来似拖泥带水般沉重，不堪重负，都是心里的包袱很大。

我们看蕺菜，即鱼腥草。

蕺菜微寒。鱼腥草性寒凉。新鲜的鱼腥草气味很特别，闻起来鱼腥味道很重，所以叫鱼腥草。

肺痈宜服。有一位80岁的老爷子，他患有大叶性肺炎，咳吐浓痰黄痰，输液两次咳嗽不见好，也还发热。

我让他回家去采鱼腥草吃，我猜测他家门前的沟边就有。老爷子说道："那也能吃吗？那个鱼腥味多重啊，闻了都要想呕，不想吃。"

我跟他说煮熟了就没有腥味了。患者照做，把鱼腥草煮熟了，再加点糖，结果一点腥味都没有，而且很好喝。

患者吃了两天后，肺里的脓痰就吐出来了。鱼腥草可以排脓排痰的。痰吐出来以后，肺热也消退了。患者说，早知道这样，不用去花几百块钱。

这就叫门前有药你不识。如果你识药，家门前可能就有能治病的好药。

传闻一个地方有毒蛇如眼镜蛇、竹叶青蛇，它常出现的地方大概方圆一里之内，甚至方圆百米内，必定有解蛇毒的药。

意思是说有毒蛇就有克制蛇毒的草药，这是大自然相生相克的自然法则。

这个说法是不是正确暂且不提。但我想告诉你们，患者在五经富，在广东省得的病，广东就有名医可以治好他的病，也有草药能医好他的病。

就像老爷子患热性肺炎，咳吐黄臭浊的浓痰，看似很严重，结果就门前几十步外的水沟里长的鱼腥草，就把他治好了，说明只要用对了药，哪儿的都很厉害。

书里面讲肺痈宜服鱼腥草，肺痈是什么？即肺里头长痈脓，像大腿长脓包一样。鱼腥草可以治肺痈，普通的肺炎更不在话下。

熏洗痔疮。鱼腥草可用于痔疮肿大、便血。用鱼腥草煎水熏洗，痔疮就会收缩。这是鱼腥草的奇效之处。

消肿解毒。鱼腥草消肿解毒效果好，常用于消炎。

鱼腥草还有一个神奇之功，日本也有相关研

究。即鱼腥草可以利小便，治疗尿道、膀胱结石。

有一位肺炎肺热患者，医生用鱼腥草给他治肺炎，采来200克新鲜的鱼腥草让患者当菜凉拌吃。患者吃下去后，尿量是平常的三倍，把他尿道黄豆粒大小的结石也被冲出来了。

患者问医生给他吃什么药了，怎么把他的结石也治好了？医生说他就给他用了鱼腥草，没有用别的药。后来才知道自己误打误撞治好了患者的尿结石。所以鱼腥草不仅降肺热，还利膀胱。

肺为水之上源，膀胱乃水之下游。当我们龙颈水库放水，整条龙江的水顺流而下，可以一直冲到净坛，冲到揭阳去。

水势大就能连泥带沙一起冲到揭阳甚至冲到海口去。

所以上游放水，下游就无法阻挡。同理，人体胸肺的痰热一降下来，小便一通畅，结石、膀胱炎、尿道炎都可以被治愈。

所以尿道炎、膀胱炎，小便赤痛的患者，鱼腥草跟车前子合用疗效非常好。

我们再接着来看。许多人都希望自己和家人不生病，少生病。但我想说，不生病、少生病的愿望是一个很低的追求。

高的追求是《黄帝内经》讲的，年近百岁而动作不衰。能活到一百岁还可以自理，就是高追求。

我们人生目标不能只是当下不生病，少生病，而是要干活有劲，走路身轻如燕。

步履从容走如风才是真正的健康。走路拖泥带水似的人们，即使没病，也很疲惫，属亚健康。

今天晚上我们要在功夫堂里练功，我为你们准备了六副沙袋，就放在我的车篮里。

练功夫的时候，你们就用沙袋绑在手上或腿上，体力好的就多绑一点，体力差点的可以空手练。

为什么要练这个？因为只有负重以后体魄才会出来。我们这个年代的年轻人，为什么体质不如爸爸那一代，甚至爷爷那一代？

尤其是爷爷那一代的老人，80多岁还可以自理生活，他们为什么能做到？因为他们年轻的时候挑过大米、干过重活。

我们古人讲，挑担胜穿衣裳，而且，挑担负重以后，骨密度会增加，就像建房子打地基一样。

家里建房子要先打地基才能牢固。如果直接在地面建房子，时间久了，地面会下沉，房子会塌下去。

打地基时，不断地丢石头、丢泥沙下去，即使把所有的含钙物质都丢下去，地基也不会自动就牢固了。必须再浇上水，开夯车来回砸实地面，这样地基才能牢固。

所以，单纯补钙是不能增加骨密度的，但负重是可以增加骨密度的。空手练功，只能练到少病痛，但负重练功，可以练得大健康。骨头密度大的人们寿命更长，骨质疏松的人们生存质量差。

下面讲板蓝根。板蓝根寒，清热解毒。板蓝根性寒凉，可以清热解毒。

我碰到一位"小三阳"患者，谷丙转氨酶值升高到100单位，患者说要降到40单位才正常。

我让他用板蓝根50克，五味子10克煎水服用，患者一个月以后再去检查，转氨酶值降到40

单位了。这样病毒就休眠了，不再处于传染状态。

板蓝根加五味子这类安神收敛的药物，能够让处于暴发传染状态的病毒休眠。板蓝根清热解毒的效果很好。

凉血利咽。小孩子急性扁桃体炎、咽炎，板蓝根煮水或者直接服用板蓝根冲剂，就可以治疗咽喉肿痛。

大头瘟毒。大头瘟又叫猪头风、痄腮，患者表现为整个脸红肿得跟猪头一样。

大头瘟是一种急性的腮腺炎，大头瘟毒会导致患者整个面部都肿胀疼痛。板蓝根就是大头瘟毒的克星。

我们常用到的普济消毒饮里面就含有板蓝根，因为患者患了大头瘟后咽喉肿痛，喝水都困难。普济消毒饮主治大头瘟，患者服用后，就能解毒消肿。

我们再来看，一种药常常有多种功效，所以用法也可以有很多种。比如我可以用感冒药来解表，也可以用感冒药来治身体酸肿，因为吃了能发汗的感冒药，身体就不酸了。

洪涛说他这两天到农场，在太阳下干活发汗后浑身都轻松了。干活发汗带来的身体轻松感，远胜过补营养。因为补多会堵，发汗会通。

我还可以用感冒药来治鼻炎，因为感冒药能开窍。

我可以用感冒药来治颈椎病，因为感冒药能够发汗，汗出一身轻，那颈椎就轻松了。

我也可以用感冒药来治小便不利。上次有一位小便不利的患者，我给他用五苓散加一些金银花、连翘等解表的药治疗，他吃了药发汗以后，小便就特别通畅，排的量也多。

所以我们治疗小便不利的时候，不一定要立马想到车前子、泽泻，可能就要用荆芥、防风、金银花、连翘这些解表药。

我还可以用感冒药治便秘。以前有一位便秘的患者，吃什么便秘药效果都不理想。

他有一次感冒，医生给他开了一个感冒冲剂，他吃一次后大便就变通畅，再吃大便更通畅。

后来他一便秘就吃这个感冒药，果然大便就很通畅，感冒药居然成了他的便秘良药。他不解，找医生问医生也解释不了，后来中医解释了才明白。

中医学认为肺与大肠相表里，当肺盖一打开，肠道的大便就排下来了。像我们泡茶一样，茶盖跟茶壶嘴，也是相表里的。

把茶盖微微打开，茶壶嘴下水就很快。把茶盖塞得严严实实的，茶壶嘴就下不了水，这就叫要提壶揭盖。

我们再看西瓜，西瓜也是药！西瓜皮叫西瓜翠衣。

西瓜甘寒。西瓜在什么季节出现？一年中最热的夏季。

所以说我们身体需要的，大自然早为我们准备好。患者经常问我，要补什么才好？什么营养最高？

我跟他们说，我们需要什么，就补什么就是最好的。当季当节气，当地盛产的瓜果蔬菜就是好东西。像现在盛产的萝卜、白菜，就是最补的。

在夏天，最热的天气吃西瓜也不要把它冰冻，而且也不必把它泡凉，最自然的西瓜吃了就是最解暑的。

春天有小菜苗生长，那野菜就是最好的。冬吃萝卜夏吃姜，不用医生开药方。所以夏天吃姜就是最好的。

秋天有雪梨，那就是最好的。所以经典讲，食其时百骸理，只要按照时气节令，不要轻易去吃反季节跟大棚种的食物，就可以养身体。

城市里的孩子就是因为常吃不合时令的东西抵抗力较差，他们甚至可能不清楚每个季节盛产什么，因为市场什么都有。现在反季节的，大棚的，肥料催大的瓜果蔬菜，太多太多了。

身体残留的毒素多了，身体就差，甚至影响智力发育，将来他们就容易干傻事干坏事。所以我们中医讲，一个人的健康关乎着社会的安危，是有一定的道理的。

解渴利尿。西瓜，对于夏天干活、口干渴、小便不利的人群，特别有效。还可以将西瓜皮切碎了煮水兑点蜂蜜，喝下去既解渴也利尿。

天生白虎。为什么称西瓜为天生的白老虎？

白虎属于秋天，意思是夏天再热，一旦秋风起，也就不热了。西瓜能被称为天生白虎，可见西瓜退热效果很好。

清暑最好。西瓜可以清除暑热。

以前有一个小孩子，就我们中学的，他的爷爷是一个退休老师。这个孩子一到夏天就发热，而且反反复复折腾一两个月，都上不了学。孩子表现为时不时就发热，吃完退热药坚持两天，第三天又热起来。

西医称这叫小儿夏季热，很难治愈。患者后来找到了民间的老中医帮助治疗。

老先生给患儿用一些扁豆花、西瓜皮等一些很普通的食疗之品，再加上金银花、竹叶心等七八味药一同治疗。

小孩子吃了三剂药后，热退了没再反复。可见有时候反复难治的病证，可能只是因为没找到对的方法、好的医生。

像这个小孩子夏季发热的患者，用这几味药煮水又淡又好喝还解暑，因为方中有花类药味道很清香，小孩子也能喝得下。所以食物也能是药物，是补品。

今天就到这里，更多精彩在明天。

第92课 橄榄、鱼腥草、板蓝根、西瓜

第93课　荷叶、豆卷、佩兰、冬瓜子

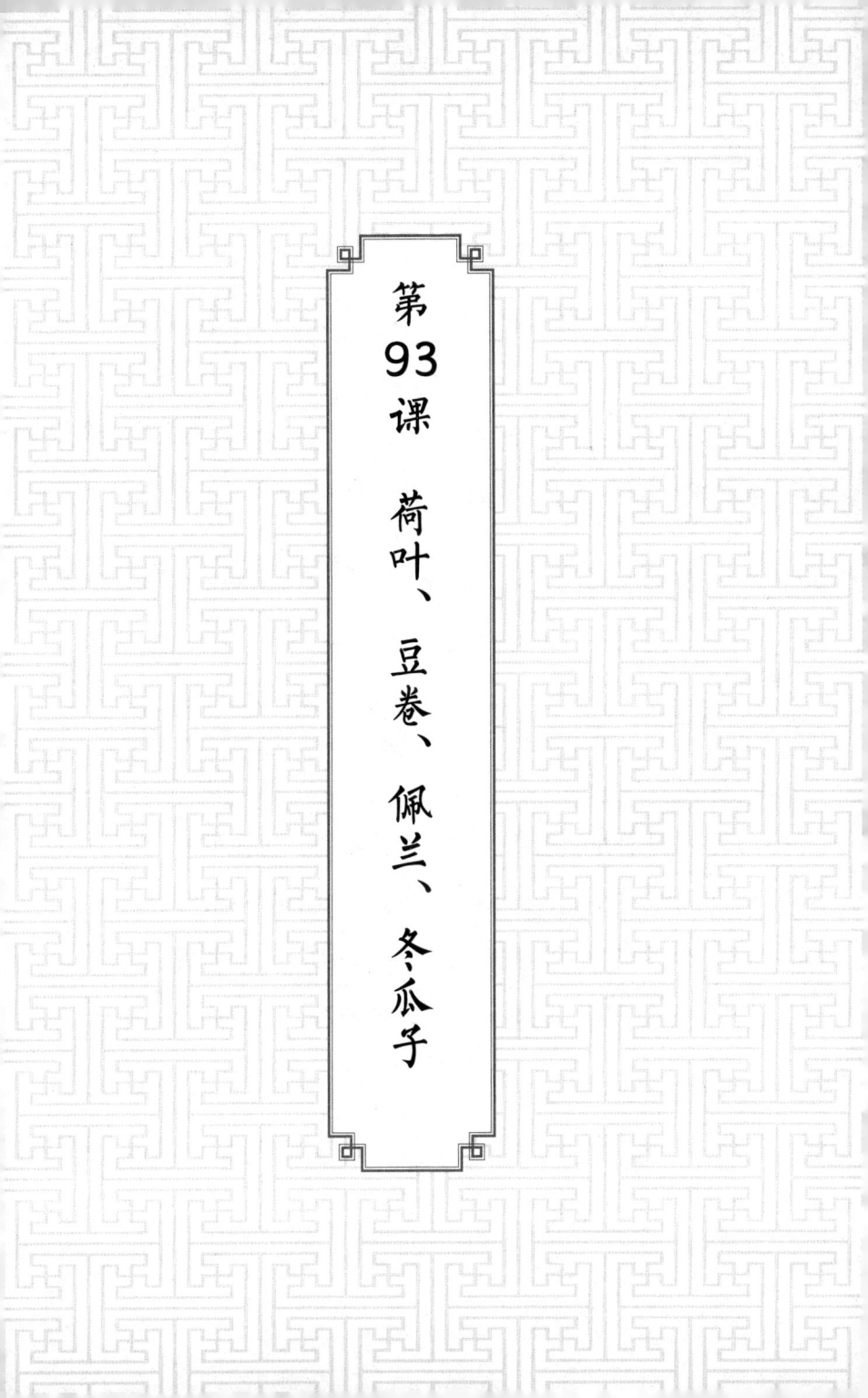

荷叶苦平，暑热能除，升清治泻，止血散瘀。
豆卷甘平，内清湿热，外解表邪，湿热最宜。
佩兰辛平，芳香辟秽，祛暑和中，化湿开胃。
冬瓜子寒，利湿清热，排脓消肿，化痰亦良。

2月5日

晴

湖心亭公园

《药性歌括四百味》，今天看看哪四味？

我们的农场里有一些绳子，绳子的用处可多了！它可以把草木灰的袋口给扎紧，也可以把茅屋的竹架绑紧，使屋子更耐风吹雨淋。

它还可以固定在桶上用来打水，它还可以把东西绑在自行车后面，让东西不会掉落。

绳子虽然不起眼，但有时候缺了它还不行。有人用它固定物品，但也有人用它来悬梁自尽。所以不要抱怨任何东西，比如这根绳子。

我们要懂得趋利避害！这点比较重要。

人无完人。我们周围每一个人，都有他的优势和好处，也有他的不足和害处，以及坏习惯。怎样趋利避害是医生一辈子要研究的课题。

今天先看荷叶。荷叶苦平。荷叶味苦,性平。暑热能除。喝荷叶茶可以消除夏天的烦热。

升清治泻。荷叶可以让清气向上升,你看荷花、荷叶生于淤泥之中,却可以长出干净的莲花来,出淤泥而不染,说明荷叶升清功能非常强大。

我以前碰到一位老中医,我看他经常喜欢开一款泡茶方给那些高血脂的患者喝。患者喝一段时间后,血脂就可以慢慢降下来。

我问他那是什么好药,他说就是荷叶陈皮茶。

用荷叶跟陈皮两味药泡茶,荷叶升清气,陈皮又能行气理气又能降浊气。两者合用,可以让口舌生津。

现代研究也证明了荷叶降血脂效果非常好。

我们也可以做一个泡茶方,就用荷叶加点陈皮,逢年过节吃油腻肥甘过度,这个就是很好的消食方。

在吃食方面,我国古人早就留给我们智慧了。我们买的粽子,是用竹叶包的;我们吃的糯米鸡,是用荷叶包的。

如果不是竹叶包的粽子,也不是荷叶包的糯米鸡,里面的糯米,吃起来就很容易腻滞不好消化。但用了竹叶、荷叶包裹的美食又香又甜,吃起来还不会腻。

因为竹叶能利水清心,荷叶能降脂化浊,浊中升清。所以患者血液黏稠、血脂高,喝荷叶茶就可以得到很好地控制。

我们有个降脂的方子,由金银花、何首乌、白芍、荷叶组成,患者服用这几味药后,脂肪肝也可以慢慢转好。

止血散瘀。荷叶还可以止血,也可以散瘀血。

夏天鼻子易出血的患者,用新鲜的荷叶煮成水喝,鼻血就可以止住。治疗血热崩漏的患者,也可以用荷叶。

夏天有一种伤暑湿的病证,患者觉得胸闷不舒服,吃不进东西,甚至容易腹泻,这时就可以将荷叶和荷梗一起入药。

我们中医讲:枝叶多发散,梗茎多疏通。枝叶类如薄荷叶跟苏叶,可以发汗解表;梗茎类如薄荷的梗跟苏梗，还有荷叶的梗，都可以通气宽胸。

我们治疗生气以后咽喉堵塞不通的病证，就可用梗茎类药物。

我中医药大学有一个老师，他生气出现吞咽障碍时，就用苏梗、荷梗各20～30克泡水喝，喝完就通畅舒适了。

严重时他会加大剂量，用荷梗、苏梗30～50克，再配伍四逆散。这个处方对生气导致的咽喉梗塞疗效非常好，还可以预防食道癌。

梗类药能使人体上通下达。因为梗就是植物的躯干，而荷梗更是中空，通达效果好。

我们再接着看。有的人认为，在稻田里、淤泥里干活，弄得满身污泥，太脏了。

但是如果叫他到印度或者泰国去洗泥巴浴，他就会觉得很高大上。

面朝黄土背朝天的时候，他觉得天天晒着太阳，太贫贱了；但是到夏威夷海滩晒太阳，晒得满身乌黑，他觉得很尊贵。

也就是说，人往往都是这样。你如果有了区

别之心，能开心的东西就少了；你如果没有区别之心，他可能锄地干活，在淤泥里打滚，也会很开心。

所以开心跟你的境遇没有关系，跟你的认知关系很大。我一直认为，所有的境遇都不苦，是你的认识让它变得苦！

前几天有朋友说道，来曾老师这里学习，可能学习条件不大够哦。没有固定的厨房，没有好的宿舍楼，更没有学习的场所。

连我们义诊的地方，上无片瓦，下无水泥，而老屋知足堂，更是苔藓斑斑，千疮百孔，上面屋顶还会漏雨，最结实的就只有这个百年古门。一进到里面，都是杂物。

他说了句，理想中的学校不是这样的。

但是我却说这个心如果到位了，万事俱备。心不到位，永远只欠东风。你要是有心了，这些所有看似不利的东西，终将变成你的优势。

你如果没有心把自己送到大学校园里去，任你十年八年地练，在那里消磨时光，最后出来也不能独当一面。

有句话讲：烦恼起于爱憎，爱憎起于分别。

《大医精诚》第一条教我们要破分别，不要分贫富贵贱，病情之轻重，路途之远近，还有关系之亲疏。即使他平时关系跟你不太好，生病求到你，你也要一心赴救，不要有半点保留。这个才能称为大医。

我们再看中药，豆卷。豆卷甘平。豆卷是发芽的大豆种子，也是一味药。

内清湿热。豆卷的芽玲珑剔透，泡在水里可以不腐烂，还很脆。说明豆卷能够清湿热，利湿除水。

外解表邪。豆卷有很强大的生发力量，豆子发芽时会发汗，所以豆卷可以外解表邪。

我们受了表邪后身体不适，可以找一些植物的嫩叶嫩芽，如豌豆苗尖、大豆卷心、大白菜心，还有红薯叶心，这些刚生长出来的幼苗，或者一些野菜心。

这些菜心具有少阳生发之气，组合在一起做

成一个清汤，我们喝下去鼻头就会微微出汗。汗出表降，身体就清爽。

湿热最宜。患者身体湿热蕴结脏腑经络等，用菜心治疗非常好。

所以古人治疗一些水肿胀满的病证，常用豆卷配伍薏苡仁、木瓜、防己。

我曾经治疗一位脚肿湿痹严重的患者，患者脚肿胀得鞋都穿不进去，最后都没法工作。患者担忧地问道，他是不是要见阎王了？

我摸他足背上的脉，诊断为细脉，为虚证。我跟他说，他的命还长着呢。

中医学认为，人之有尺，犹树枝有根，枝叶虽孤落，根本将自生。

如果患者的尺脉有力，就好像树有根一样。即使是被摧残得遍体鳞伤，一到春天，树还能长得枝繁叶茂。

经过辨证，我给患者用四妙散、四逆散配伍防己、木瓜、豆卷、藿香、佩兰等除湿利湿的药治疗。

患者每吃一天药就消一点肿，吃到第七天，

脚能穿鞋能走路，高兴坏了，给我送了很多茶叶。

他说之前连续在医院输液，打消炎针，吃了近一个月的药腿肿也没有消退，他吓坏了，还以为要等死了。

其实这个水肿是很常见的病证，中医学认为湿热能利走，人就不烂根。湿热不利走，脚肿了接下来就是溃烂。

糖尿病后期会烂脚趾，就是湿热在体内排不出去。我们可以采取足底按摩配合草药的联合治法，内服、外敷、按摩，湿热就能排得相当快。

你们有没有听过一个作家叫倪匡。他一辈子，著书上千部，听起来就很厉害。

记者采访他问道，前一天已经写那么多了，第二天还要写那么多，会不会很苦？

倪匡笑着说，他每天写书的时候都是快乐状态，所以他哪怕一天写了很多，第二天起来照样精神好。

所以没有苦写，苦写就不能够坚持。我现在写作就像快乐的泉水从地里涌现出来。不仅不会很苦，还很清甜！

我觉得任何事情，并非它真的难做到，只要找到了方法，并且热爱去做，它就能既成为你的优势长处，又成为你的快乐之源。

有的人拿笔写十个字、一百个字出来，都苦得皱眉。如果再叫他画三两幅画出来，他更是噘嘴不干。

但是一旦掌握读书作画的方法技巧，并且有了创作的激情和灵感，你让他一天画个二三十幅画，或者写个二三十篇文章，他都不知疲倦。

倪匡可以一天同时为 8～12 个剧组写剧本，可以为数个报社写文章影评。

倪匡的好习惯是出了名的。他的办公室里头有 12 个柜子，每个柜子放一家出版社的或是报社的帖子，他写完以后必须用夹子夹放在里面。不然的话就混了，就不知道哪家对哪家了。

那时候，倪匡号称是这个史上写字最快的人，因为他都是用笔写的。

他写的卫斯理系列小说，一共写了 140 多部，这个精神从哪里来的呢？

我觉得他能够把这个有意义的事情变成他的爱好兴趣，自然就能文思泉涌。

这个转变你们做到了，你们这一辈子就能够幸福！你们如果没完成，那还会觉得很苦很苦。

我们接着看，佩兰。

佩兰辛平，芳香辟秽。佩兰辛散平和，气芳香能化浊，可以把体内的浊气排出体外。

古人为什么把它叫佩兰？因为它可以做香囊，佩戴在身边有兰草之香。

以前以兰来誉称君子，因为兰草生长在山林里，没有人欣赏它，它照样会开得很芬芳。

后来用空谷幽兰比喻隐士，也比喻人品高雅。君子也要有佩兰的精神，在没有人欣赏或被轻视，才华不为人所知时，也照样可以天天作画、写书，这就是兰的品质。

以前大臣去上朝，就必须佩戴丁香跟佩兰，为什么？怕在上奏的时候，自身有污秽浊气冒犯了皇帝。

除口中恶臭,丁香、佩兰也。假如患者一坐在对面,你就闻到他的浊气了,丁香、佩兰就可以使用。

丁香可以温中降逆,佩兰可以芳香化湿,两者合用对胃气上逆引起的口臭有很好的疗效。

祛暑和中。佩兰可以祛除暑邪,调和人体中焦。如果患者舌苔白腻,诊断为暑湿,用佩兰治疗就非常有效。

如果患者口苦,乃肝火迫胆汁上泛,加龙胆草、黄芩;患者口甜,乃脾之味外露,加藿香、佩兰。

化湿开胃。佩兰芳香能化湿,可增加食欲。逢年过节食用过量肥甘厚腻,用荷叶、藿香、佩兰、丁香泡茶喝,可解腻助消化。

我们再接着看。上次川仔过来这边问我,什么时候组织一次大放生?

我就说,只要能够让这个世界减少污染,保护环境就是大放生。像吃素吃清斋淡饭,就是源头上的大放生。

那天我本来预计用一百元盖个农场厕所,很

多人有疑问，这也太少了，怎么能够干得成呢？结果我一百块钱都没用上。

我用建筑工地剩的碎石铺了地板，用废弃的广告牌做墙面，用垃圾堆里捡来的两张草席做了房顶。这些东西如果不捡回来，当垃圾处理就会污染空气，这就叫物尽其用。

墙壁更简单，就用我们农场几根竹子一撑就可以了。

槽是我捡的一张废铁皮卷的，这还是洪涛给我的思路，他说有张废铁皮就好。桶是用一个没有耳朵的废桶做的。

最后，这个厕所一毛钱也没有花，我们用两个下午就把它做好了，总共花了两个小时。

这个工程虽然不能够媲美建筑工人做的，但是，我们这份用心是其他大工程不能比的。第一，环保；第二，经济实惠；第三，废物二次利用，不再具有污染性。物尽其用，这就叫大放生。

我们接着讲中药，冬瓜子。

冬瓜子寒，利湿清热。冬瓜子性寒，能利湿

清热。

排脓消肿。以前人们将冬瓜子扔进粪池里浸泡很久后，再舀起来泼在地里，还能长出冬瓜苗。

冬瓜子在污浊里长时间浸泡都没被腐蚀掉，还有生长的能力，说明冬瓜子排污浊能力极强，而且还能够浊中升清。脓包就是人体内的污浊，而冬瓜子有排脓消肿之功。

冬瓜子还可以治疗前列腺炎、尿频尿急尿痛。治疗时常在辨证方中配伍黄芪、白术各30克，冬瓜子20～30克。

如果是老年慢性前列腺炎患者，黄芪、白术可加大剂量，如果是急性前列腺炎，冬瓜子可加大剂量。这样体内的浊气、浊液就能大量排出。

化痰亦良。当患者肺痈有痰浊堵在胸肋部，服用冬瓜子可以润肺化痰。

我们治疗大叶性肺炎，用麻杏石甘汤加千金苇茎汤，里面就有桃仁、薏苡仁、冬瓜仁。仁类药善于润通，这三仁合用，能够祛除胸肋部的痰浊，效果很好。

冬瓜的皮也是药,能够利水退肿。所以小便不利的用冬瓜皮。

我们今天就到这里,更多精彩在明天。

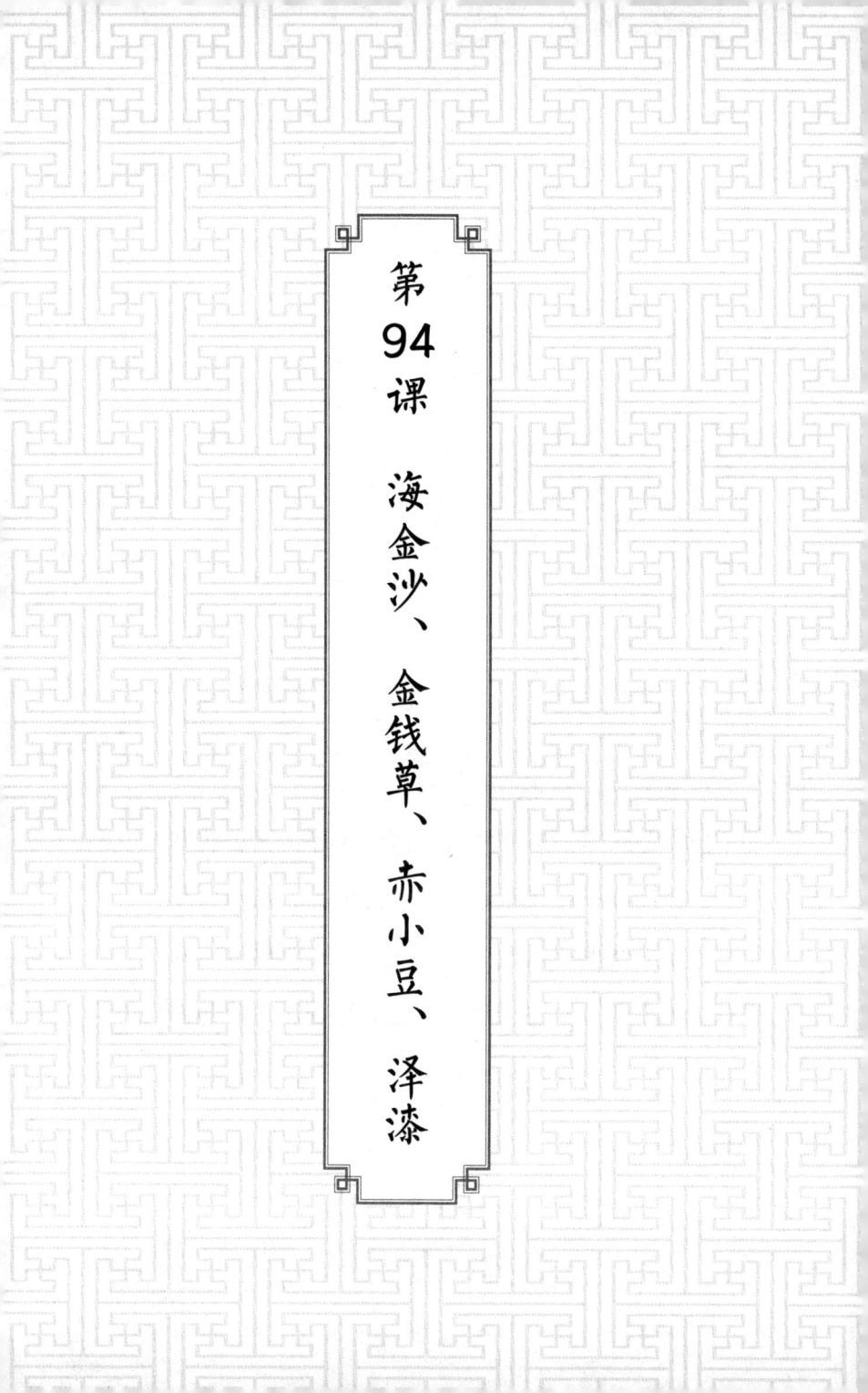

第94课 海金沙、金钱草、赤小豆、泽漆

海金沙寒，淋病宜用，湿热可除，又善止痛。
金钱草咸，利尿软坚，通淋消肿，结石可痊。
赤小豆平，活血排脓，又能利水，退肿有功。
泽漆微寒，逐水捷效，退肿祛痰，兼治瘰疬。

2月6日

霜

湖心亭公园

《药性歌括四百味》，今天看看哪四味？

今天已经下霜了，南方下霜是比较少见的，这一年都下不了几次。那些香蕉树、木瓜树碰到霜叶子就枯萎，红薯叶碰到霜整个叶心儿都干了。

它们平时长得那么好，但不能够经受霜的寒冷，但是我们田里的松树，就不会怕霜了，连下雪它都照样那么青那么绿。

我们要交什么样的朋友？

我认为君子之交，温不增华，寒不改弃，贯四时而长青，历坦途而益固。

真正的好朋友，不会随着你有成就就更亲近，不会因为你落魄而抛弃你。一年四季，他都是一个心态，当你遇波折时，他会来帮助你。大家相互帮助友谊就更加坚固。

这个就像松柏一样。所以我们最重要的并不是学什么知识，而是用什么精神去学。

如果用君子之交的精神，严霜我们照样早起，三九天我们照样练功，暴雨狂风我们照样上课，从不间断。

学子若是拥有了这些无畏的精神，学业肯定不愁。如果他还在愁他的学业绝技不成，那肯定是有精神上的缺失。

我们开始讲海金沙。海金沙在我们当地又叫罗网藤，是多年生攀缘草质藤本。它在丛林里可以攀缘树干向上生长，看上去像网一样。我们常用的是海金沙的干燥成熟孢子。

海金沙寒，淋病宜用。小便淋漓涩痛，尿道炎、膀胱炎，可单用海金沙治疗。海金沙连藤带根带孢子一起使用，利尿通淋效果更好。

患者如果小便不利，尿液黄热，海金沙30～50克，吃一次小便就会顺畅。

湿热可除。身体湿热难耐的，如在我们南方

的夏天，患者吃了凉的东西，感觉身体又湿又热，这时用海金沙、茯苓、泽泻这些利尿利水的药物治疗，小便通畅后湿热自去也。

又善止痛。海金沙还可以止痛，善止结石之痛，乃解除尿道、肾小管疼痛之妙药，治疗石淋之要药。所以患者肝胆结石、肾结石肚腹绞痛，用海金沙治疗非常有效。

这就是甘淡利水的海金沙。

我们再接着说。一个物品的寿命既取决于它本身，也取决于使用它的人。一个人生命的意义取决于他天生的秉性，同时也取决于他后天想怎么去生存。

我发现，我们农场的镰刀，一给新手用就支离破碎，不是缺牙齿就是断刀柄，很快就坏掉。

但是老农，比如在农场里干活的这些人们，他们可能一辈子只用两三把镰刀，也不会把镰刀搞得七零八碎的，他们把他们的农具保护得很好。所以观镰刀的寿命就知道一个人的寿元。

我常说要惜物如惜命。爱惜物品并不是说它

特别珍贵,而是我们自己惜福的一种表现。

所以对不珍贵的物品也要一样爱惜。一个不爱惜物品的人,他的身体也好不到哪里去。

我们接着讲金钱草。金钱草咸,利尿软坚。咸能软坚,能够利尿通淋。

有一个严重结石的患者,医院认为需要动手术,他思虑再三还想拖一拖,找到一位中医,然后中医叫他每天用金钱草100克煮水喝。

患者喝了十多天后,打算没有好转就动手术,结果医院一查,结石没有了。

患者觉得很奇怪,这么平常的一味药,怎么能消除尿道结石?原来金钱草有利尿软坚之功,身体长的结石硬疙瘩,它都能使之变软。

通淋消肿,结石可痊。淋证就是小便淋漓不尽,或者淋漓难出。金钱草可以利尿通淋,对石淋、沙淋、热淋都有很好的疗效。

金钱草还可以治疗疮痈肿毒。当碰到疮痈肿毒的患者,用新鲜的金钱草捣烂外敷就可以退疮解毒。

比如脚或身体其他部位长疮肿，用金钱草、车前草捣烂加点白酒敷在患处，疮肿很快就能消退。

金钱草还有一个重要功效，利胆退黄。意思是身体出现黄染黄浊，即出现黄疸，患者整个肤色都呈黄色或黄黑色。

曾经村里有一位妇人，黄疸加深转为黑疸，很可怕。患者卧病在床，医生说很难救治。

后来患者孩子的孝心感动了一位草药郎中，郎中采来金钱草跟茵陈帮她治疗。两味药各50克水煎服，患者喝了半个月后，黑色转为黄色，再后来黄色慢慢转为正常颜色。

最后，患者恢复了健康。所以利胆退黄首选金钱草。

有句古语讲：千两黄金都不买，黄沙走胆身金黄，金钱草是救命王。大意是千两黄金的官药都买不走全身的黄疸，利胆退黄还是得用这些草药，其中金钱草退黄效果能称王。

但是想要其利尿跟退黄之功，最好用鲜品，新鲜的草药利尿排浊功能更强。

我们再接着讲。我们讲了《每日一学·草药》，现在又讲了《药性歌括四百味》，接下来还要讲《医学三字经》。

一部书接着一部书讲下去，同时写的书也没有停过。于是就有朋友说："曾老师，你的书出得够多了。"

我对他说，这些书，盖一栋小楼是略有富余，但是要盖中医的摩天大厦还差得很远。

所以付出多少取决于你想干成什么事，你想干成大事，你付出再多都还嫌不够。

我们接着讲赤小豆。

赤小豆平，活血排脓。赤小豆药性非常平和，可以排除身体内的痈脓败毒。

有些人是痈疮体质，逢年过节就会长一些痈疮，咋办呢？用赤小豆来熬水，就可活血排脓。

赤小豆还可以外用。当患者体内有热毒长脓疱疮，用赤小豆捣烂了跟醋调匀，敷在患处，那些脓疮就会转好。

又能利水，退肿有功。身体长脂肪瘤的，或

脸上长痘痘的患者，多用赤小豆煮糖水或者放在饭上蒸熟来吃,既能利水退浊,还可以清热消疮痈。

有一位阿婆80多岁了，她到城市去住很少接地气，才住了一个多月，脚就开始肿，床都下不了。怎么办呢？

我叫她孩子赶紧把她送到老家，然后天天给她煲赤豆饭，赤豆放在饭上面蒸熟吃。或者煮赤豆汤喝。

患者吃了十天左右，脚上的肿就完全消退。老阿婆说，就这么平常啊。因为我想到80多岁的老人不能随意吃药，而且老人也不爱吃药，就只用了赤小豆。

赤小豆既能补益又能利水，还退肿有功，只一味药就解决了腿肿的病证。

有位江西的医生说了一个秘方，他的师父治疗肝硬化腹水很有一套。

老先生给患者除了常规的用药和按摩外，还会交代患者用赤小豆跟鲤鱼一起煮汤喝。肚子鼓胀的患者喝了鱼汤，就像皮球放气一样，肚子慢慢就会瘪下去。可见赤小豆利水功能很强。

我们再接着来看。我们养生，不一定要年老了再去重视，当我们还是少年时，就应该重视起来。为何呢？

就像保养一辆车子一样，不是等它坏了再去保养，一定是要从刚买来的时候就开始注意保养。

年轻不养生，年老养医生！你想要庄稼丰收，就必须要把你的地养好。你想让你事业有成，就必须把你的身体养好。

养身体的诀窍在哪里？慎风寒、节饮食、惜精神、戒嗔怒。这叫保身四要。

保护身体就像保养车子，这四点就是身体的使用说明书。我曾写了一百句左右的养生叮咛语，之前在任之堂养心山庄讲过，受到了大家的认可。

我们从这四个角度来讲养生，就会是一个很好的养生小册子。

我们中医普及学堂最缺什么人才？现在最缺这个会画画的画手。他要能够把我的书配上插画那就很精彩，图文并茂。

我们接着讲中药，泽漆。

泽漆微寒，逐水捷效。泽漆性微寒凉，利水的效果非常好，所以用驱逐来形容，而且逐水效果很快捷。所以脚肿的患者可用泽漆煮水来泡脚。

退肿祛痰。泽漆可以退浮肿祛痰饮。古人有汤方泽漆汤，具有宣肺涤痰之功效。可用于治疗支气管哮喘，痰蒙于胸肺。

兼治瘰疬。咽喉、胸部或腋下周围的瘰疬似串珠一节节的，中医认为那是痰水凝结而成的。

我们能看见一些动物，如鸡、鸭、猪，屠杀以后身体里就有一些囊泡、水泡之类的，一节节堵在一起。泽漆就能够把这些一块块的水囊化掉。

当患者出现痰核瘰疬，我们可以把泽漆熬成膏外敷，就可以达到疗效。

泽漆是猛药，猛药的特点是作用迅猛，但也会伤害身体。

它逐水功能快速，患者内服后容易体虚，所以可与补气健脾药同用，帮助患者恢复健康。

长期服用一些见效快速的药物不一定能长久

舒服，但是平时锻炼，看似很辛苦，却终将获得安乐。

这就像一位缺血的患者急需输血，输完血就能感到很舒服，但是他自己不去锻炼，不改善脾胃的功能，就不是长久之计。

今天就到这里，更多精彩在明天。

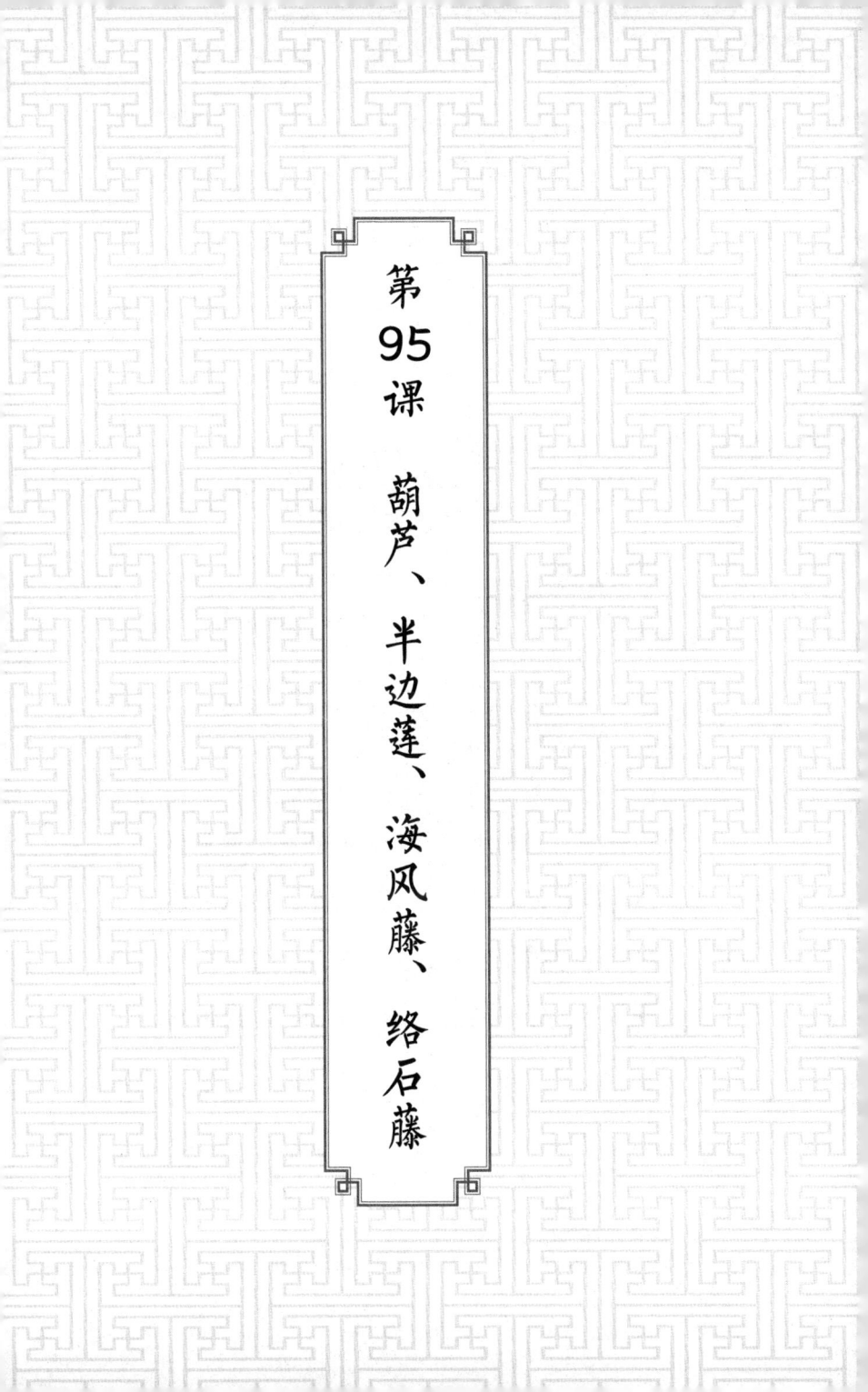

第95课 葫芦、半边莲、海风藤、络石藤

葫芦甘平，通利小便，兼治心烦，退肿最善。
半边莲辛，能解蛇毒，痰喘能平，腹水可逐。
海风藤辛，痹证宜用，除湿祛风，通络止痛。
络石微寒，经络能通，祛风止痛，凉血消痈。

2月7日

霜

湖心亭公园

《药性歌括四百味》,今天看看哪四味?

今天要讲葫芦。在古代,葫芦是我们中医行医的招牌,后来形容一个出色的中医,就称他为悬壶济世。

葫芦其实有五大寓意。

第一,口小慎言。做人不能太多话,多言必败,所以要慎言。

第二,肚大能容。葫芦肚很大,它能容什么呢?佛语讲:一把无明火,功德尽成灰。寺庙里的香纸香烛放到葫芦的焚化炉里头,通通都化成了灰。

我们要能做到,是非在肚子里通通化成灰,那我们的度量就可以。古人讲"宰相肚里能撑船,将军头上能赛马",就是形容一个人有了远大志向,心胸就开阔了。

第三，根基要稳。葫芦的特点是下面最大中间小，最上面的口最小。

根基不牢，长不成参天大树；根基不深，建不成高楼大厦。所以基础建设决定高度，打好基础是关键。

有些人拼命想要登高，但是他忽视了道德和身体这两个根基，所以越来越痛苦。

第四，济世为民。悬壶济世中的"壶"就是指的葫芦。古时候，用悬壶代指医生，而医生葫芦里装的都是治病救人的药，他们对患者常常施医赠药，所以被称作悬壶济世。

第五，中空能容。葫芦还有个最大的特点，中空。葫芦不光体积大，内部还是空的。

万物空虚的时候就能包容，自满自大的时候，就什么都装不下。

容器不凿空，就装不了东西，一个人不掏空归零，就学不了东西。

很多人带艺投师，但很多好东西就是学不进

去。不是老师不肯教，而是他们没把成见倒掉。

就像拿着装满了凉茶水的杯子去接新的茶水，但又不舍得把凉茶倒掉，这就不可能办到。

学子最需要做到的就是时刻清空归零。

自己有什么都认为没有什么，别人有什么都要看好别人，这样才能谦虚地向别人学习，获得无限吉祥。

中空是谦卦，是六十四卦里头最吉祥的，意思是不管任何困境、灾难、逆境，放下了都会转为吉祥。

只要谦虚去行事，比如你迷路了，谦虚去问一个大叔说，你现在找不着路了，想知道这个路要怎么走，他会很热情，甚至带你去。

但是如果你趾高气扬地，非常不礼貌地大声嚷嚷，别人即使可以帮助你也会不搭理你。

所以谦虚天下可去，傲慢寸步难行。这是葫芦的一个寓意，可表谦虚。

我们再来看中药葫芦。

葫芦甘平，通利小便。葫芦味甘甜，性平和。

葫芦能帮助小便的排泄，且见效快。

患者身体肿胀，单用葫芦50克水煎服，浮肿、水肿就会慢慢消退。

葫芦还可以治黄疸。黄疸常用利小便之法。古代有"治黄不利小便非其治也"的说法。

也就是说治疗黄疸类病证，所有的治疗方法都必然有利小便之功，否则就无效。小便一通利，黄浊自退去。

就好像家里的下水道一通，那些污垢臭气就可以排下去，就不再熏人。

兼治心烦。凡是中空的药都能治心烦，凡是心烦的人一般还是不能放空自己的。

比如说竹，竹管中空，未出土时先有节，便凌云去也无心。竹还没出土就一节节地长，都到凌云高了，它还是中空的，所以竹叶能清心除烦。

茅根也可以除烦，它下面也是一节节的；南瓜的梗茎也能行少阳之气以除烦；空心菜也是中空的，当我们心烦了，做一个空心菜汤吃了，就能利尿除烦。

退肿最善。葫芦最擅长退皮肤水肿,因为它能利小便。

我们再看。做一位出色的领导很重要。在《庄子》里有一篇文章叫《让王》。

我们现在争着要做大王,而庄子呢?《让王》里讲了,一个懂得让的人,最终才能成为王者。

怎么让呢?第一让,让功于上。

当一个人取得很大的功劳时,他不认为那是他的功劳,把这些功劳归给老师前辈跟古圣先贤。

比如我们,学习中医弘扬得好,那就是老祖宗积的德,做了这么多好书给我们,这叫让功于上。但如果弘扬不好,那是我们自己的过错。

能做到不贪功懂礼让,不论到哪里,我们都能够得到别人的尊重跟扶持。

古代有"瘦羊博士"和"大树将军"两个人物,受世人爱戴,广为流传。

瘦羊博士是指东汉时期的甄宇。皇帝拿了很多羊要分给这些博学之士,但羊有大有小,有胖有瘦,正当大家不知道怎么分羊才好,一位老先生挑了一只最小最瘦的羊，牵着就走。

后来拜见皇帝时，皇帝就问瘦羊博士在哪里，由此甄宇的名声传开。

皇帝问甄宇，别人都在争，他为什么不争？而且挑一只最瘦最丑的羊。

甄宇就说，读书人呀，以不争为荣。如果争了就变成了文教圣贤的罪人，丢脸。都讲仁义道德，都干争贪抢夺。这就是心口不一了。

皇帝听了很赞赏，立马给他封了京师的称号。

还有一位大树将军，他立下了很多战马功劳，每次打完仗以后，其他将军都在讨论功劳，他就退到大树底下坐着。

皇帝听了觉得很奇怪，为什么他能做到这点？后来一问他，原来他说打仗本来就是伤害生灵的事情，还有什么功劳可言呢？

兵者，国之大事，死生之地，存亡之道，不可不察也。他讲完后，得到了皇帝赞赏和认可。

所以谦恭礼让，能得到最宝贵的赞誉。

第二让，让食于幼。

你看做父母做家长的都知道，有好东西都会让给小孩子吃，让给弱者吃，这就叫让食于幼。

我们当地有一位90多岁的老爷子，他一旦有好吃的全部都让给村民，让给他周围的乡亲邻居，活到90多岁了还能自理，为什么呢？常让食于幼。

相反另外一些人活到七八十岁，有好吃的就吝啬起来，全部自己吃了，反而生出病来。我们称让食于幼是领袖二让。

第三让，让利于民。这条太厉害了，真领袖必定能够做到的。有很多慈善家几乎把他们全部的家当都用来做慈善，让利于民。

我们普及学堂做到最后，不应该只是我一人的学堂，应该是人民的学堂，是国家的学堂。我们做得不好，我们就继续努力；做得好了，就是为国家医药储备力量。我们做就要像同仁堂一样，做利于民的学堂。如果人民需要，我的书稿也可以归人民所有。

只有让利于民，才能够走得很远，因为人民就是撑起舟的水。如果没有水，舟就会搁浅在滩上无法前行。所以无论任何时候，都要让利于民。

这就是领袖三让，每一让都可以让我们修行一辈子。

我们接着讲中药，半边莲。半边莲辛。半边莲味辛性平，是解毒药。

能解蛇毒。俗话讲："家有半边莲，可以伴蛇眠。"可见半边莲解蛇毒的功效非常好。

那些摆弄蛇药的蛇郎中，他必定会加入重楼、半边莲之类的清热解毒药物，做成蛇药。

有一位被毒蜂蜇了的患者，脸部肿得像斗一样，很危险。然后他碰到一位蛇郎中，郎中说不要怕，毒蛇咬伤他都可以治，更不用说毒蜂了。

郎中将蛇药敷患者脸上，患者感到凉凉的很舒服，再喝点蛇药酒，半个小时左右红肿就消退了，立竿见影。

老先生的蛇药酒里就有半边莲、重楼，而且是将这些药物捣烂后再和酒配制而成。

现在已经很少人被蛇咬伤，但大家不知道，带状疱疹又叫蛇串疮，是由一种毒素感染引起的。

对于这种毒素，草药外敷效果最好。

我们可以把半边莲捣烂了，贴敷在患处，疔疮、带状疱疹，以及一些无名肿毒，碰到它就会慢慢萎缩，最后枯萎，变一个黑头掉下来，皮肤就又恢复如新。所以半边莲能解决无名肿毒。

痰喘能平。半边莲可以平息咳痰带喘。半边莲不仅可以治疗咽炎、扁桃体发炎，还可以治疗肠炎、阑尾炎，以及全身的一些炎症毒素。

治疗扁桃体发炎时，将新鲜的半边莲捣烂以后加点酒，患者含在嘴里，症状就慢慢地减轻了。这个治疗方法效果很好。

有一位老先生善治癌症，他的治癌汤里必须有半边莲、白花蛇舌草跟重楼，这三味药又被称为解癌毒三药；气不足的癌症患者再加党参或人参、黄芪补气扶正驱邪。

腹水可逐。半边莲可以消除腹水，常跟白茅根、金钱草一起合用，增强利黄退水的功效。

我们再接着看。即使阳光再好，你躲在卧室里，你也晒不着；即使公交车再方便，你不在车站等，你也搭乘不了；中医跟功夫也一样，即使手足反射疗法再好，你不走近它，你也体会不到它的巧妙。

所以你想要从一件东西上得到好处，你就得靠近它，熟悉它，甚至痴迷它。

古人讲："书痴者文必工，艺痴者技必良。"大意是痴迷文的人写的文章一定会很巧妙；痴迷一项艺术的人技术一定很好。

我最欣赏那些把一项技艺做到登峰造极的人。

我们再看海风藤。

海风藤辛。凡藤类药，善于游走。

痹证宜用。风湿痹证可以用海风藤。关节痛、痹证患者，痛则不通也，痹证都是由于经脉打结不通，或扭曲，或萎缩导致的。

藤类药在大自然里，就像大地的经络，地上面的藤有多长，地下面的根就有多深远。

当患者身体经络不通，跌打损伤或者受风寒湿，治疗时就要配伍藤类药；若是患者风寒湿日久，再加补气药物，因为久病多虚，慢病多虚。

除湿祛风。海风藤，听名字就可以联想到它

的功效可祛风。风湿痹症很严重的患者,可用海风藤煎水泡脚。

通络止痛。我们做足疗,就常需用到藤类药。我们从山上砍来很多藤类药材,把它们熬出水来泡脚,风湿痹痛就能得到很好的疗效。海风藤治疗风湿痹证,内服效果也很好。

之前我接诊过一位老阿姨,她说腿痛得厉害,小孩子坐到她膝盖上,她都受不了。结果她吃了几剂药以后,说孩子坐在膝盖上腿不痛了,走路挑水也不痛了,两条腿很轻松很舒服。

我们给她加了藤类药如鸡血藤和海风藤,又加了黄芪、当归这些补气药、补血药,患者服用后,痛麻之感慢慢就消除了。

所以海风藤可以通络止痛。有一个汤方通络止痛特别好,是风湿痹痛的良方,叫蠲痹汤。

蠲有祛除之意,蠲痹汤就是能把痹痛除掉的方子,由羌活、独活、秦艽、桂枝、当归、川芎、木香、乳香、桑枝、海风藤、甘草组成。其中十味药都可以祛除痹痛。

之前有一个顽固的肩周炎患者，我们除了对他足底的肩部反射区进行足疗，还辅以内服汤药治疗，就用的蠲痹汤。他的关节伸展不开，胳膊不能打开至90°。患者服用后，胳膊可以举向头顶，还能轻松地挥来挥去。

所以蠲痹汤是治疗风湿痹痛很好的一个汤方。

我们再接着来看。我们心脏功能是否好，还跟命门和腰肾的功能好坏有关。心就像是箭，往心脏之外射血，把血运输到四肢百骸、五脏六腑。

腰又叫腰板、腰弓。腰就是人体的弓，心就是人体的箭。

以前的老人心脏较好，是因为他们经常挑扁担，锻炼出来腰力，腰力强大心脏就很好。

我们给心脏疾病患者做按摩时，要做他脚部，基本上做足底反射疗法的患者，心脏不适也能很快得到改善。

虽然脚离心脏最远，但肾主腰脚，足底按摩时，尤其是把肾区的、腰区的按摩做好了，我们的腰弓就满了，就有力量。腰弓满，心这把箭就能射得更远。

如果腰弓拉不满，不能自由活动，比如老年人，当他不能弯腰时，他的心脏也不会很好。

我在深圳碰到一位83岁的老人，我见到他穿鞋子十分困难，需要工具帮忙才可以完成，工具大概是用竹或是木棒制作的。因为他不能弯腰，碰不到自己鞋了。

我猜测老人大概只有一年寿命了，结果老人84岁就逝世了。

当腰弓没力的时候，心脏就肥大，就泵不出血。气血不能泵到脚底，脚就变凉；气血不能泵到膝盖，膝盖就酸软无力；气血不能泵到腰，腰就变硬。

所以人能屈能伸是好事，不能屈不能伸是大问题。

我们再看络石藤。络石藤常缠绕于树上或攀缘于墙壁、岩石上。

络石藤可以把根钻进石头缝里，吸收石头周围泥沙的营养，然后把整个石头铺满藤蔓，就像大石头的经络一样，可见络石藤穿透力很好。

络石微寒，经络能通。络石藤可以通经络。现代研究发现，风湿关节肿痛，可以用络石藤熬水外洗来治疗。

如果筋骨没有力量，可用络石藤、当归、枸杞子三味药泡酒，半个月后就可服用。患者晚上喝一小杯烫热的药酒，第二天起来干活，能感到筋骨通畅。

有些患者说他们早上一起床，腰就很酸软，甚至有的患者起床十分困难，半小时才能缓缓起来。

这时可用当归、枸杞子、络石藤、黄芪泡酒，晚上睡前喝一小杯，鸡蛋壳杯大小就行，不宜多饮。药酒小量流通为补，大量易使人醉，会损伤人体。

患者服用小剂量的络石藤酒，睡个好觉，第二天腰的酸麻感、沉重感就减轻，可能一睁眼，就可以蹦下床。因为络石藤酒排湿气效果很好。

祛风止痛。络石藤可以祛风邪，止疼痛。

凉血消痈。患者身体长痈疮，可用络石藤凉血消痈。络石藤性寒凉，又能通利关节，能将痈疮里的热毒排走。

治疗热毒痈疮时，可在仙方活命饮里加络石藤30～50克，效果特好，这是一个秘诀。

孩子满脸痤疮，就是由经脉堵塞而成，就好像脸上的交通道路堵塞，人就急得起火一样，长痤疮的孩子一般都很烦躁。

怎么办呢？就可以给孩子配伍仙方活命饮加络石藤，孩子服用两剂药，痤疮就能减轻，服用三五剂，痤疮就慢慢地消退了。络石藤通常要用30～50克。

今天就到这里，更多精彩在明天。

第96课 桑枝、千年健、松节、伸筋草

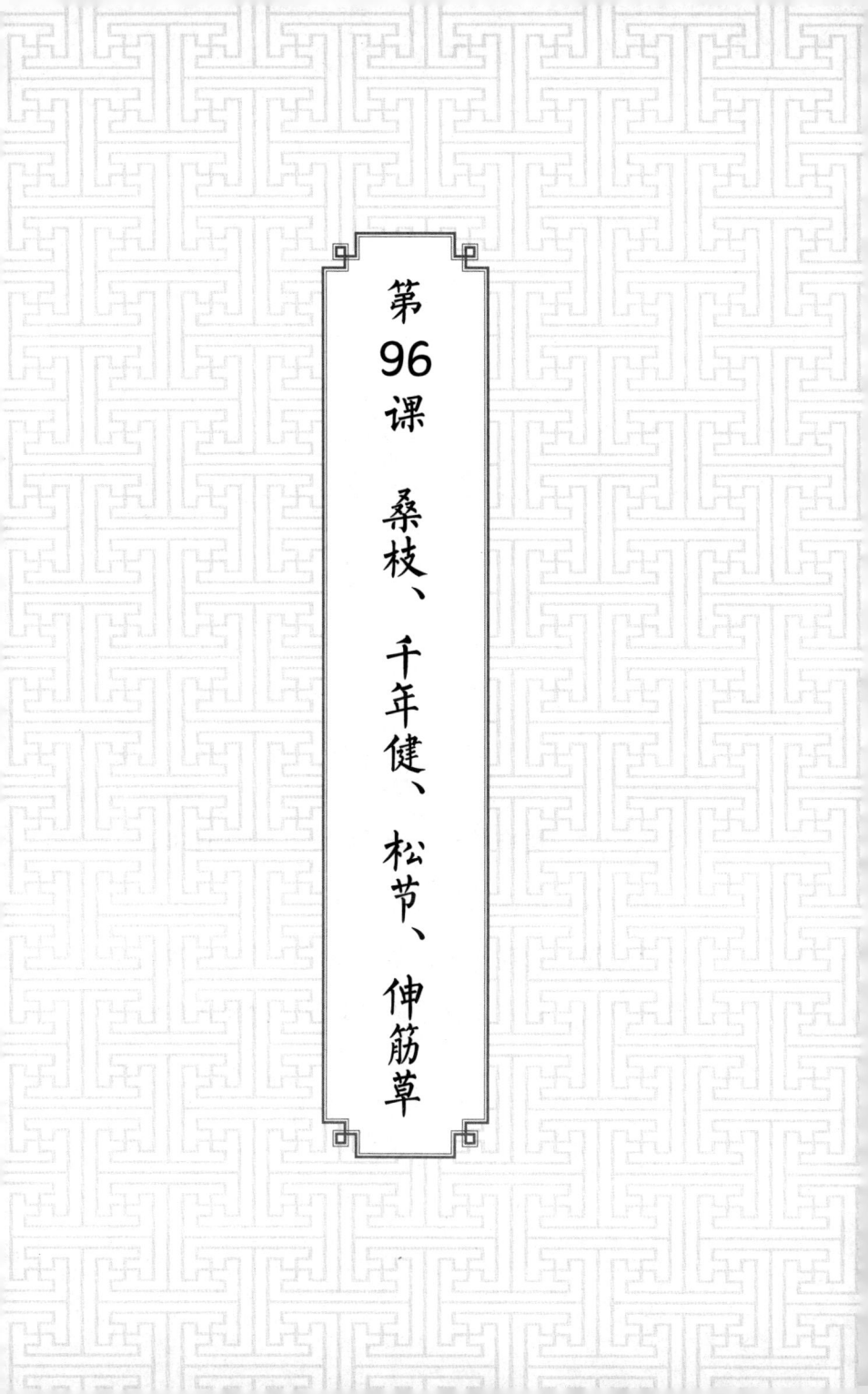

桑枝苦平，通络祛风，痹痛拘挛，脚气有功。

千年健温，除湿祛风，强筋健骨，痹痛能攻。

松节苦温，燥湿祛风，筋骨酸痛，用之有功。

伸筋草温，祛风止痛，通络舒筋，痹痛宜用。

2月8日

晴

湖心亭公园

《药性歌括四百味》，今天看看哪四味？

昨天我们功夫堂上，我们提出了"只练不说"！我们在功夫堂里一小时的特训，没有一秒空闲下来，都在密不间断地练习。人就是这样，背水一战的时候潜能可以完全燃爆。

如果我们练功只是懒懒散散练两下，又歇两下，就像烧水时柴火烧两下又停两下，我估计烧一百年，水都无法烧开。

但如果一开始不断地用猛火加热，然后再转回文火，水一下子就翻滚了。我们广东人做任何事情能够做得成功，就源于这个煲汤的文化。

广东煲汤六个字：武火煮，文火炖。意思是先用武火把水烧开了，立马调为文火，再慢慢地炖、煨。这样汤里的水，不会过多地蒸发，其他的营养也能被彻底地煲化。

我们做学问就如同煲汤，刚开始的一两个月太重要了。

凡事慎始则易成！意思是不管什么事情，谨慎开始就容易成功，不怕万事开头难。

所以刚开始做事，我们要拿出十二分的拼劲，可用"初心勇锐"四个字来概括。

初心是指我们刚开始练拳，或是刚开始学足底反射疗法，都要勇猛精锐，像精锐部队、前锋部队一样勇往直前。

这种冲劲就好像天快要下雨了，热火朝天也要抢收稻穗，把晒的萝卜干、衣服等快速收回家里。

如果能够把一个小小的功夫堂带出这股劲，那我们功夫堂训练出来的，就没有一个不是人才的。

但如果这股劲没把握好，即使再聪明才智的人在这里，也可能学不到好东西。

所以昨天我们七点半开始，有一个学生迟到了一分钟我就跟他说，第一次迟到是警告，第二次迟到他就不要来了。

为什么呢？因为我们不能因为他一个人而失掉整个武场的庄严、肃穆。严格的铁一样的纪律，才能出钢铁般意志的人才。

我们训练一个小时，一天就受用了，我们带学生就要做到"一日千里"，用很少的时间达到很好的效果。

今天我们先讲桑枝。桑枝苦平。桑树的枝条也是药。

我们中医学认为：以子通子，以藤通络脉，以枝通四肢。所以桑枝可以通四肢，尤其是上肢，因为桑枝往上生长。

通络祛风。肩周炎、肩周痹痛的患者，可用桑枝辅助治疗。方用桂枝汤加桑枝，偏热痛的患者，桑枝重用至30～50克；偏寒痛的患者，桂枝汤可加大剂量。

桑枝可以把药引向上肢，且善通络祛风。

痹痛拘挛。有位肩周炎患者，痛得很严重，我给他用黄芪桂枝五物汤治疗，再加50克桑枝。

患者服用两剂疼痛就缓解了。

在古代,肩周炎又叫冰冻肩。人体本是温暖的,为什么会冰冻?气血不够才会冰冻。小孩子气血足,即使在冰天雪地里打赤脚奔跑,他们也不会觉得很冷。

但是老人刮一阵北风就要赶紧穿袜子,冬天躲在被子里都不想下床,因为气血不足就怕冷。

我们怕冷,不是因为天冷,而是因为气血不足;怕热不是因为天热,而是因为津液缺少。

水壶为什么会被烧爆?因为不断地加热水会被烧干,再继续加热壶就会被烧爆。

一个人焦虑到极致,他就会暴躁、狂躁,这时就需要给他滋阴降火,给他补水,他就会慢慢平静下来。一个人冷到极致手会发抖,这时温阳补气,就能使他暖和过来。

脚气有功。桑枝可以排除脚气湿热。有一位脚气肿胀的患者,医生只给他开了三味药:苍术、黄柏、桑枝。

其中苍术30克,黄柏20克,桑枝50克,患者吃完医生开的药，脚气肿胀就消退了。

虽然药方组成简单，但疗效很好。苍术、黄柏合用又叫二妙散，功效很巧妙。只要患者肠胃湿热，小便黄赤，服用二妙散就能清湿热，使尿液变清澈，痛风的症状也会随之减轻。

当遇到患者痛风性关节炎、脚肿痛，我最喜欢苍术、黄柏、桑枝、土茯苓合用，既可以降尿酸，也可以治疗关节痹痛。

桑枝还有一个重要功效，是我以前不知道的。我看见一位阿叔在砍剁桑枝，于是问他是不是眼睛不好。他说不是。

阿叔告诉我，他砍桑枝是用来降血压的。原来他之前收缩压高达160～170mmHg，但他喝了桑枝茶后，就慢慢降下来了。我听后一分析，得知他是肝火引起的高血压症。

所以桑枝善降肝火旺的高血压症。桑枝入肺经，金能克木，所以桑能够平息肝火、肝气。

我们接着看。婉婷画的画，昨天好评如潮。如果没有那些字，单看画本身，看起来像小孩子画的一样，好像不太高明。

但是添加了富有哲理的字，很像太极画，一般人看到太极，就联想到太极文化。

一个人站在黑夜里看到太极的白点，就如同困境中看到希望，看到曙光。

另一个人站在阳光底下，周围一片光明他看不到，他只看得到自己的阴影。

所以消极的人，即使在大好社会下他也经常看到不好的东西；乐观的人，即使是在恶劣的条件下，他也能看到希望。

太极告诉我们，在一片黑暗跟困境中要努力地走出去；在一片光明中若只关注它的阴暗面就会越陷越深。这就是太极之易。

婉婷这个艺术学院刚出来的小女孩，把她的画架在这些古圣先贤哲理的强弓上，就能做到箭无虚发。

人本身跑得并不快，但却可以做到跑得比马儿还快，怎么办到的？坐高铁。如果你画画的技术不太厉害，但找到一个好风景、好师傅、好书籍、好资料去做插画，去学习，你上升就会很快！君子善于借助外物。

我们接着讲中药，千年健。这个名字一听就很有感觉。有谁的腿可以活到千年还很健康？千年健是风湿药。

千年健温，除湿祛风。千年健能温暖祛风湿，强筋骨止痛麻。

对筋骨麻痹疼痛的患者，可用千年健配伍牛大力、枸杞子、川牛膝这几味药，能补肝肾祛风湿。

有一位老叔，他得了一个药酒方，他说在冬天最冷的时候喝几杯药酒太好了。

他说他就是靠这些药酒，七八十岁了还能保持手一点麻痹感也没有。但是这酒又不能喝多，喝多上头，喝少剂量可以活血通络。我问他药酒配方有哪些，打开一看，是十全大补汤加了千年健、枸杞子、鸡血藤。

我开玩笑说这么普通，老叔说这个药酒方就可以缓解绝大部分人的关节风湿痹痛，而且口感比较好。

强筋健骨。千年健可以让筋变得坚韧，让骨密度增加，不那么容易骨质疏松。我们中医治骨质疏松不是补钙，而是疏通经络。经络疏通了，钙能自足。

假设我们去扶贫，就龙山的一个小山村，拿一万块钱资助村民，也只是杯水车薪。

但是如果我们把道路打通，使村民的柴火、树木、茶叶能顺利销往镇上，有了经济来源，他们就能富了。没给他们钱，他们反而富得快。为什么呢？经络打通自动富裕。要致富，先修路，就是这个道理。

普通的思维是，缺钙就补钙。但如果患者经络都壅堵了，补再多的钙身体也吸收不了。中医补钙的秘诀是用鸡血藤、千年健、牛大力、巴戟天这些既能够祛风湿又能通经络的药物去补钙。

这种方法如同我们把道路两旁的杂草除去，把道路上的坑坑洼洼填平，使人体的气血畅通无阻，缺的钙自动就可以补回来。

痹痛能攻。关节痹痛，筋骨痹痛，筋骨没力，都可以用千年健治疗。

我们功夫堂将来，必须要泡一个药酒方。可以用姜、千年健、鸡血藤、南五味子。其中南五味子五味俱全，最补。

南五味子的根皮也可以入药，有理气活血之功，能走上走下，走串之力很快速。患者稍微肚子胀气服用五味子根，能立马排气，立马轻松。

药酒中还可再加一些杜仲、牛膝、川芎等上行下达的药物一起浸泡。

我们练功前可以先抹点药酒在关节上，然后再开始练功。如果有拉伤以及肌肉酸痛，再用药酒外敷，疼痛感就能很快消失。而且随后筋骨会变得更坚固。

以前有个片子叫《铜皮铁骨方世玉》，方世玉为什么能铜皮铁骨？方世玉的娘让他从小泡中药浴，让他不分冬夏地奔跑锻炼筋骨，才使得他皮骨坚实。

他娘还会帮他拍肩膀，拍手，拍腿等，锻炼他各方面的抗击打能力，提高他身体的素质，让他长得更强壮。所以方世玉能够耐寒霜耐苦难。

当代的孩子们普遍耐不了苦难，就是因为从小没有强筋健骨。如果他们也从小用药酒方强筋健骨加拍打，即使碰到再大的苦难，他们也绝不会想不开。

霜雪里的草，很快就枯掉了；但是松树却很坚强，越经历霜雪，它就越青脆。

我们接着再来看。上次我们去东莞讲学，有一千多人来听课。可见中医进校园已经渐成趋势，而且即将成为一个大势！

这气势就像把一块石头放在高山顶上，谁看了都会害怕。但若把石头放在了脚下，没人会怕它。同理，我们如果顺势而为，也会有很强大的力量。

我们可以看到，普及中医已经不是小事，而是国家的大事，是作为医药储备跟战略储备去做的。

我们广东省要打造中医强省，未来可能要实现中医医疗服务公益化。

那次到东莞，坤哥开车一天来回600公里，还参与我们讲课。他一上高速路，就谈笑风生，一点也感觉不到累。

我问他开车不累的秘诀是什么,他就说了两个字:匀速。保持匀速,不要猛加油,想刹车也不要猛踩刹车,尽量保持匀速稳定的状态。

匀速做事,才能持久。我们在田里干活,在功夫堂里头练功,在知足堂里做按摩,都要做到匀速。因为这个平稳状态,我们可以坚持做一整天。

为什么呢?因为短期的热情是没什么价值的,关键还要看能坚持多久。

我们接着看松节。

松节苦温,燥湿祛风。苦能燥湿,温能通血脉,松节对膝关节疼痛治疗效果最好。

有一位膝关节疼痛的老爷子,痛得很厉害,他服用六味地黄丸加松节80克治疗,服用一段时间后,他之前蹬腿酸痛等疼痛感消失。可见松节通人体,而且可通腰、膝、肘、肩、腕、踝六大关节。这几处是练武人最重要的关节。

当你关节疼痛确实找不到其他药时,就可以砍松节回去泡酒,服用后练功就跟擦手一样轻便,功夫会变得很厉害。

单味药松节泡酒，人们喝了就会像松那样耐寒暑。

有些患者说他们就不耐寒暑，暑天热得受不了，冬天又冷得顶不住。为什么这样？

阴虚火旺的人就不耐暑，阳虚的人就不耐寒，一冷就打哆嗦。阴阳两虚，就不耐寒暑。

阴阳两虚的人可能会经脉不通，所以寒也怕，热也怕。如果一个人吃东西又怕冷又怕热，就要注意身体是否已经阴阳两虚，甚至阴阳两亏了。

阴阳两虚的患者就需要气血双补，合用四物汤、四君子汤补阴补阳，再加松节。松节本身就阴阳两不虚，夏天再热，它也可以流出松脂来，长得更茂盛；冬天再冷，它的枝叶变得更青脆。

"岁寒，然后知松柏之后凋也。"大意是所有草木都凋落了，松柏还长青，所以松柏能耐寒。

一个人耐寒能力差了，手脚都是冰凉的。我碰到一位贫血患者，她手脚冰凉很厉害，血红蛋白很低，我让她服用归脾汤加松节50克治疗。

患者吃了一个月后血红蛋白就上去了，指标正常，嘴唇也变红了。患者说以前医生也给她开过归脾汤，但没这个效果。

我告诉她，加了松节就有这效果了。因为松节有造血功能，它能通筋骨，中医认为骨主造血，所以想让身体气血好，第一个就要强筋骨。

第二，要开脾益胃。脾胃能吃进东西，才能够转化气血。

第三，要宣降肺气。我们运动，肺活量变大，气血才充足。

运动锻炼时可以发现，谁干活积极，练功认真，他一定气血充足。因为我们练功就伴随深呼吸，深呼吸可以产生很多气血。像水深者鱼多一样，呼吸深者红细胞多。

筋骨酸痛。筋骨酸痛得厉害的患者，多是由于筋骨被湿气蒙住。松节可以燥湿祛风，使患者体内的风邪湿邪都去掉，这样患者就不再酸痛。

单用松节泡酒可以治疗风湿关节痛。即使患者疼痛得四肢像要断掉，要作废一样，服用松节酒也能很好地改善。

用之有功。关于松有一个《松治百病》的小册子，册子里面有上百种疾病都用到了松，说明松的功效非常厉害。

如果有时间，我们也可以用松写一本书出来。我们以后还可以在五经富建一个万松岭，种近一万棵松树。

松子可以用，松毛可以用，松根可以用，松节也可以用，松一身都是宝。若只是简单地把松树做家具、当柴烧，那真是屈才啦。

松是大药，而且每一味药都不可以小瞧。

我们接着来看。当时坤哥开车到东莞，他说匀速使人轻松愉快，堵车就很容易累。因为车子慢下来就会想快起来，但看到前面有车又必须急刹车，这样忽快忽慢，坐车的人容易晕车，开车的人会躁狂。

同样，一个人暴喜暴怒，情绪激动打破了身体气血的平和，他就会头昏脑胀。

开车时快时慢会很伤车，人的情绪不稳定，

喜怒无常，会很伤身。

那些坐车容易晕车的人，一般体虚，也可能是情绪波动大。我们以前讲过，当你心里翻江倒海的时候，你的肠胃就会波浪滔天。

所以一个人心里波动太剧烈，身体往往好不到哪去。我们应做到：心要平静，身要动摇。

我们接着讲伸筋草。听它名字就知道，它能让拘挛的筋骨舒展。治疗老年人多气血不足，筋骨硬化屈伸不利，就常用到伸筋草。

老年人还会变矮，是因为筋缩短了。有句话叫：筋长一寸，寿长十年！相反的，筋缩短了，寿命就短了，筋脉越缩短，气脉就越闭塞不通。

伸筋草温，祛风止痛。伸筋草祛风邪止痹痛的功效很好，老人关节痛可以用它。

上次我们去巡回义诊，经过一个小村落，有一位老奶奶拔了很多伸筋草。我对老奶奶说我是医生，她看我穿着拖鞋，直言不像。

然后我就跟她讲，她拔的草药叫小伸筋草，而且能治什么样的病，她就相信我了，说我果然是医生。哈哈……

有的时候我们不展示水平，别人就会误认为我们没有水平，但前提是我们必须要有饱学的才识水平。

她说这个小伸筋草在他们当地可以看到很多，她之前脚酸痛发麻就用这个来熬水泡脚，如今好了很多。

通络舒筋。用伸筋草煮水服用，能通络舒筋。因为抽筋就是筋紧张导致的，伸筋草可以使筋伸展开来，所以伸筋草是抽筋奇药。

小腿抽筋很严重的患者，将伸筋草、淫羊藿各30～50克煎服后，当天晚上腿可能就不抽筋了，效果会很明显。

痹痛宜用。关节痹痛很厉害，甚至头也痛的患者，也可用伸筋草治疗。

老阿姨跟我们讲，她血压高，头也痛，用伸筋草煎服以后，舒服很多，所以她就经常会去采一些。

伸筋草很好辨认，茎细长多分枝，有密生的

针形一样的叶子，针状叶的药物多可祛风消肿。

伸筋草也可以消水肿，患者关节肿胀变形，可以用伸筋草治疗。

伸筋草还有一个很厉害的功效。当一些妇人、男子性格刚强，容易生气时，治疗时可以在逍遥散里加伸筋草，或是四逆散里加伸筋草。

为什么呢？因为伸筋草可以让经络能屈能伸，患者服药后就会感到身体通畅，心情也会变得畅快。这也证明了肝主筋。

有些人碰到一些事情不懂拐弯，一着急脾气就上来了，可见他们肝郁结，可用伸筋草疏肝解郁，功效不亚于常用的陈皮、橘皮、青皮。

服用伸筋草，能够让筋层面都舒展开来，像牛皮筋一样展开来。筋能舒能张的时候，别人骂他，他都不会发火。就连平时他看不惯的，他也能看顺眼了。

吸烟喝酒过量的，经常熬夜的患者，通常脾气大，也是肝不舒。他们服用小伸筋草以后，气血调柔，筋变得疏达，整个人的精神状态就会好很多。

我们将来可以写一篇《草药改命记》,就记录用草药改善患者筋骨关节、血脉以后,他们的脾气性格变好了的故事。

有句话叫:命之好坏,看其性格。脾气性格变好,命运也能随之变好。

今天就讲到这里,更多精彩在明天。

第97课 虎骨、乌梢蛇、夜交藤、玳瑁

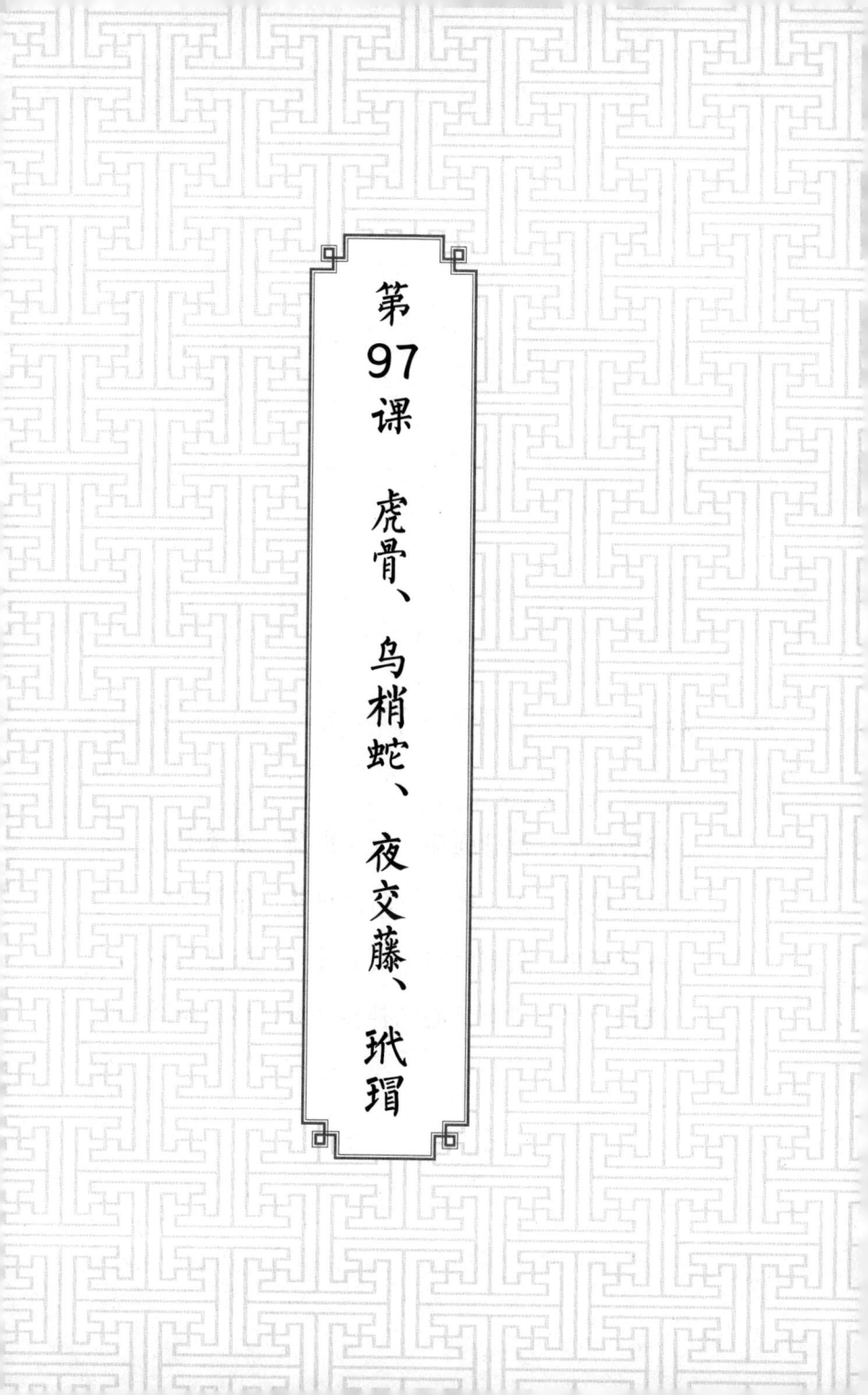

虎骨味辛，健骨强筋，散风止痛，镇惊安神。
乌梢蛇平，无毒性善，功同白花，作用较缓。
夜交藤平，失眠宜用，皮肤痒疮，肢体酸痛。
玳瑁甘寒，平肝镇心，神昏痉厥，热毒能清。

2月9日

阴

湖心亭公园

《药性歌括四百味》，今天看看哪四味？

昨天在功夫堂，我觉得大家越来越进入状态了。功夫堂里练的不是防身之术，也不是打架的本领，它练的是克服懒惰、去除傲慢的功夫。

降伏其心才是功夫堂的宗旨。我们功夫堂的功能作用是什么？戒除青少年网瘾，缓解中老年疾病。

所以既有70岁的老人来练，也有五六岁的孩子每天来练。

我们都明白一个道理，那就是要自尊自爱。假如别人叫你钻胯下，如韩信一样受胯下之辱，你肯定要视他为仇人，甚至要拔剑而起跟他搏斗。

有一部分人，他们常常早上八九点还没起床，被懒惰虐得毫无反手之力。

人们常常把挫折与失败设做敌人，其实自己的懒惰才是一生真正的敌人。认错敌人，付出的代价很惨重。

我们把肌肉练得很强大，可以不受外邪欺负，但是如果意志不强大，就会天天受懒惰的欺负，受傲慢折磨。

所以功夫堂宗旨认为，我们需要降服的不是别人，而是自身的坏习惯。

我们开始讲中药，虎骨。虎啸山林百兽散。虎一啸，百兽闻之赶紧躲。

虎骨味辛。在古代，人们会用老虎骨头做药，现在虎骨禁用了。但是我也跟大家普及一下古代的常识。虎骨是辛温的，能定痛祛寒湿。

健骨强筋。风寒湿很顽固，像百兽一样，但风寒湿见到虎骨，就四散逃窜，说明虎骨有健骨强筋之效。

猛虎下山无人夸赞，是因为害怕。我们练功夫练虎爪，就要有虎威，不然手伸出来不叫虎爪，要改叫羊腿。

有一个药堂,他们的一副虎骨泡跌打酒泡了三百年还在泡。原来这副虎骨是他们祖祖代代传下来的,一直泡着,药堂也凭着跌打酒而出名。

药堂的一位先祖不经意间得到一副虎骨,然后将它和一些跌打损伤药一起泡酒,增强了强筋骨、祛风湿之效。如今虎骨药酒也越来越贵重。

散风止痛。虎骨能散除风邪,止疼痛。放了虎骨的虎骨风湿膏,止痛的效果比较好。

镇惊安神。老虎会怕什么?几乎没有怕的。老虎为山中之王,镇定自如。虎骨还有镇惊安神之功。

我们前面跟大家讲:耕牛精神必须有,老虎威风不可无。

读书跟练功夫也一样,需要每天反复地跟进练习,而且练习的时候要勇猛精进,不要怕这怕那。

一个人有勇猛威风,也有耐心跟恒心,就可以成才。

小孩子筋骨痿软也可以用龙骨。古代有一个

药方叫虎潜丸,能壮骨祛风。

可用于孩子五迟,如发育不良,七八岁话还讲不清,走路还晃来晃去,生长迟缓等;或者用于筋骨风湿痹痛,关节变形,筋骨痿软等症状。

虎骨、龙骨合用,配伍远志、枣仁等打成粉末,可以治疗心悸失眠。

我们再接着看。有两种情绪伤人最深。一种是听到别人赞赏你,就激动不已;一种是听到别人的批评很排斥,这都是伤心脏的巨大杀手。

情绪波动太大很容易伤身,我们要清楚,能伤害自己的只有自己,别人是伤害不了的,我们不能让别人的看法、态度把自己弄得遍体鳞伤。这个很重要。

所以,同样批评的一句言语,有人听了甘之如饴,有人听了恨之入骨。

提到风湿疾病,很多人会恨之入骨,但如果能心平气和地看待,即使不能甘之如饴,也不会饱受折磨。

我们的情绪,如猛踩油门和急踩刹车,都是

不可取的。

有很多患者心绞痛，或心肌梗死，或脑血管破裂，都跟情绪有关。情绪忽上忽下，保持不了平和，身体就会受伤害。

所以平和很重要。我认为平和之外无妙药。除了平和，没有其他更好的养生妙药。

我们接着讲乌梢蛇。

乌梢蛇平。它是比较平和的蛇类药，能祛风湿。

乌梢蛇通督脉。我以前碰到一位强直性脊柱炎的患者，他督背旋转不了，头不能转向后背，很辛苦。

患者后来用独活寄生丸配伍乌梢蛇治疗，吃了一个月以后，睡觉可以翻来翻去。治疗时还配合了艾灸疏通督脉，让患者锻炼爬行运动。

用独活寄生丸加乌梢蛇治疗各类顽固风湿痹痛，效果都非常好，可以根据病情加减组方。

无毒性善，功同白花。乌梢蛇无毒，功效与白花蛇相同，都可以祛风除湿，能止痹痛。

患者受风皮肤瘙痒，也可用乌梢蛇祛风止痒。

动物药有个特点，善于游串活血，血行风自灭。

皮肤瘙痒无定处，风湿关节不定痛，多是受风引起的，可用含有乌梢蛇的一个组方治疗，名叫"乌蛇荣皮汤"。

这个汤方非常厉害，我见过一位老师用这个汤治疗了十余例顽固恶癣的患者。

借鉴乌蛇荣皮汤治疗皮肤顽疾时，我将方子做了一些修改，因为我基本不用动物药，所以就用一些穿破厉害的皂角刺、穿山龙、丹参、穿破石等，效果也不错。

乌蛇荣皮汤里的四物汤组方能补血活血，乌梢蛇可刮除筋骨里的毒风。

普通的草木只长在表皮，但虫蛇冬天就钻到洞里去，或是草丛里，或是石头缝隙里。虫蛇类善于钻，所以祛风效果很好。所以八年十年的皮肤恶疾，毒素已经埋得很深了，用虫蛇药治疗效果更好。

作用较缓。乌梢蛇作用力缓和，很适合中老年人和小孩子。如果小孩子惊风抽搐，就可以用乌梢蛇治疗。

有一个"大活络丹"的方子，里面就有乌梢蛇跟白花蛇，配伍威灵仙、全蝎等，治疗中风以后络脉不通，肌肉麻木等症状。

我们再接着来看。昨天有学生问我，小孩子顽固便秘怎么办，四天左右一次大便，用尽办法都没有效果。

我告诉他用上好的蜂蜜给小孩子喝一点，然后带他去户外运动，帮他做手足反射疗法。

学生说，以前让孩子去做过捏脊，假如这个方法没效果怎么办？

我说，在我字典里就没有"假如"，因为我相信不是方法没效果，而是功夫不到家。

有人练跆拳道去外面比赛却打输了，他就说跆拳道不行，但是别人练跆拳道，就打得风生水起，甚至拿了很多冠军。

也有人练了咏春拳在外面打架，被虐得遍体鳞伤，就说咏春拳不行，然后再去练少林拳，又被打得遍体鳞伤，又说少林拳不行。最后，他也不知道什么拳法能行了。

其实只要功夫到家了，哪样拳法都很厉害。

功夫不到位，就练啥都不厉害。比如我们运用手足反射疗法，有的人帮孩子做一次足疗就有效，说明功夫到位了，但有的人按几次都可能没效果。

我们的功夫可能不只是来源于技术。所以我特别叮嘱，让孩子早上先服用上好的蜂蜜水，如果胃凉，有泛清水的情况，就加些姜汁进去。

寒温一调和，再给她做捏脊推背，然后再捏手指，找到结肠区把它捏热搓红，滞塞通了，肠道内堵塞的大便就能通开。

我今天讲到了手足反射疗法，并认为一个按摩师需要三大窍诀。

第一，力量要由轻到重，一下太重了，患者会抗拒。

第二，动作要反复多次。简单的动作反复去做，就是功夫。如果单一的动作，还能坚持不懈地做，那就是一种境界。

第三，心态要轻松愉悦。手足反射疗法师施术时，他的心态跟功夫，直接决定了治疗的效果。

如果没有反复地做，没有开心地做，可能患者也感受不到明显的效果。

如果技术并不高，但你很阳光很开心地帮助患者捏捏揉揉，患者也会很舒服。但你如果赌着气，即使功夫很高，一捏他就疼得咬牙切齿，感观很差，治疗效果更不明显。

这就像一个学生在学校里跟同桌不和，可能只是被同桌的铅笔盒撞了一下，或是被橡皮擦打了一下，他都可能会觉得很痛，而且很难受，会有想打架的冲动。

但是他在家里即使被老妈打手板，他也不会计较。这就是状态不一样，体会也不一样。所以心态很重要。

我们再接着讲，夜交藤。何首乌的藤，为什么叫夜交藤？因为它有安神的功效。

夜交藤平，失眠宜用。夜交藤性平和。这种藤很奇特，白天藤松开，晚上藤紧密地交缠在一起，古人认为夜交藤能交通阴阳，所以睡不好觉的患者，可用夜交藤治疗。

夜交藤用至50～70克，可治疗顽固失眠。以前有一位失眠了七年的患者，医生给他开酸枣仁汤加夜交藤治疗。我给他开方四逆散配伍酸枣仁汤加减。其中夜交藤80克，炒酸枣仁30克，延胡索20克。

患者开始说方子以前吃过，这些药他全都知道。等我写完剂量再问他，他说没吃过这么大剂量的药方。

我告诉他：重剂起沉疴，欲起千斤之石必须用千斤之力。

患者先抓一剂吃吃看，结果服用后当晚就睡得很好。他说这个药方药房里不敢给抓，医生怕超过了剂量，吃出问题。但他这么顽固的失眠证，需要重剂才能起效。

夜交藤、延胡索、酸枣仁被称为失眠三药。用其中任何一两味药都有奇效，三味药联用，效果更佳。

皮肤痒疮。皮肤瘙痒长疮的患者，可以用夜交藤治疗。藤类药特点是善游走，可以祛风止痒。

我们去挖何首乌的时候，必先看到首乌的藤，顺着藤可能要走十几米才能找到它的根。

葛根藤也可以拿来熬水洗，能止皮肤瘙痒。

上次我看见青婆，她到河边割葛根藤。我问她用来干什么，她说他小孙子皮肤痒，拿回去一洗，孩子洗一次皮肤就不痒了。

老阿婆有这个常识，但是她不知这是什么作用机制。

我们学医的就知道，藤类药善于游走，所以能祛风，能通络。这也叫血络通则风痒息。

肢体酸痛。肢体酸痛也可以用夜交藤治疗。

夜交藤是首乌的藤，首乌能滋阴补血，夜交藤也有一定的补血作用。

其他藤类药也带有一定补血之效，血足以后，肢体就不酸了。

如果患者最近劳累过度，颈部酸疼，可用葛根汤加夜交藤治疗。服用后颈部就不酸疼了。夜交藤能很好地抗疲劳。

如果是熬夜过度引起的体虚疲乏，可用桂枝

汤加夜交藤。

我有一个很好的思路想法,将来你们当中很多人未必拿证直接开医馆,那么就可以做食疗师。

桂枝汤里的生姜、大枣、桂枝、白芍都可做食材,还可以配首乌、葛根煲汤来喝,几味药都是抗疲劳的。

还可以弄下火的方子,如莲子心、苦瓜。还可泡茶,茶叶既抗疲劳又下火。

现在很多人处于这两种状态:一个是,消耗太过容易疲劳;一个是想得太多,容易激动上火。

如果处在"大吵三六九,小吵天天有"这种不和谐的状态下,人更是疲惫不堪。大吵一次得三天才能恢复,可见多伤身体。

人生要懂得一些道理,就要看很多书。我很感恩网友送很多好书过来。其中有两本,我觉得非常切合今天的话题,一本是《不疲劳》,一本是《不上火》。

容易上火的人,一般比较傲慢,听不进别人的话语,火都烧起来了,他还会管你说什么吗?

疲劳的人，容易懒惰，他已经很疲劳了，你还叫他勤劳，他还能动得起来吗？

所以我们可以做调养的食疗方，一个清火降火，一个补气血，就能帮助到大众。也可以直接用在知足堂里的药方里帮患者调理。

初入门的学生也可以拿起来使用，药食同源的药物，安全性高，适当食用，无不良反应。

我们再讲中药，玳瑁。玳瑁甘寒。玳瑁是水生物，味甘性寒，还带咸。

平肝镇心。玳瑁可以平息肝火跟心火。

神昏痉厥。有的小孩子发热严重时会抽搐，甚至神志不清不识爹娘，这时合用玳瑁、羚羊角，退热有奇效。

热毒能清。玳瑁可以清热毒。哪种热毒呢？发热到一定程度，身体或手背上会有一些瘀斑，这时可用犀角地黄汤凉血消斑。

但犀牛现在是保护动物，犀角就不能用了，可用玳瑁来代替，跟水牛角合用，对血热引起的皮肤出现出血点，治疗效果也非常好。可惜，玳瑁现在也是保护动物了，不能随便药用。

现在我们很多中药材都出现了危机，不管是草药还是动物药，都出现了危机。所以环境的保护要重视起来，否则将有更多的药不能使用，甚至濒临灭绝。

任何一个中医者，都应该是一个环保者，因为他用的一切都是大自然的恩赐。

所以我们要做环保，甚至时时刻刻都要注意我们的行为。我们在石印村，有人要买新桌椅来送给我们，我都拒绝了。

旧的能用，我就凑合着用，别人丢掉的也可以用。我那天买了老爷子一张废桌子，给了他十块钱，他很开心，我也开心，因为桌子不会被当作垃圾扔掉，不会造成浪费。

废弃的桌子也可以做书法堂的书桌。我们保护物品的这个行为，就不止这十块钱。

保护生态是一个大医要做的事。有句话叫：大医医国，先觉觉明。

我们今天到这里，更多精彩在明天。

第98课 石决明、香橼、佛手、薤白

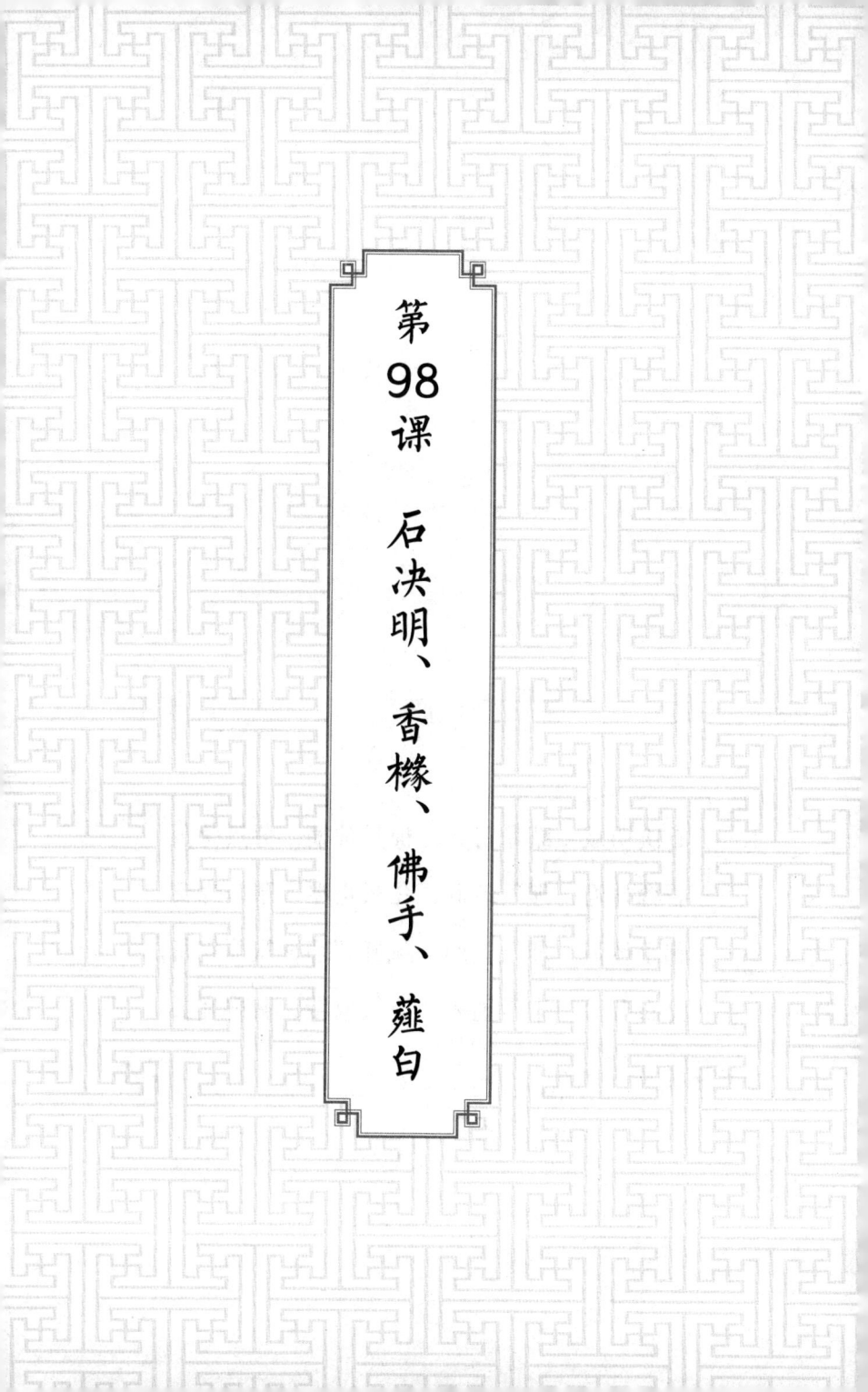

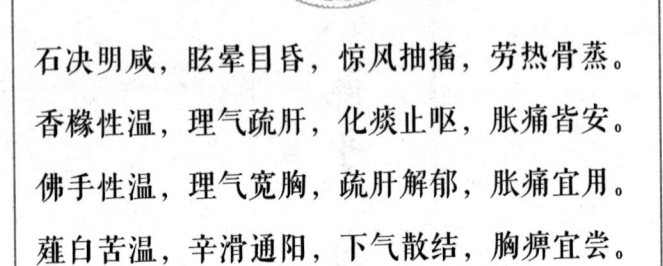

石决明咸，眩晕目昏，惊风抽搐，劳热骨蒸。
香橼性温，理气疏肝，化痰止呕，胀痛皆安。
佛手性温，理气宽胸，疏肝解郁，胀痛宜用。
薤白苦温，辛滑通阳，下气散结，胸痹宜尝。

2月10日

晴

湖心亭公园

《药性歌括四百味》，今天看看哪四味？

我们知足堂、医方堂、功夫堂，每个堂口都有它的特色，尤其是功夫堂。

昨天我听说有人练扎马步以后，痛经的症状都没了，她说以前痛得痛苦不堪，腰都伸不直，现在不再痛了。

所以我想，那么多病，难道非得走吃药这条独木桥吗？吃药是一条桥，但是另一边可能还有铁架桥、高架桥。

疾病就像是一条山沟，你可以过独木桥，也可以走绳索，也可以寻高架桥过去。

我觉得练功夫就像是搭建高架桥，可以增强体魄。吃药、针灸、艾灸，也是一条桥。

不过这条桥没有锻炼来得牢固，学东西就要学牢固，做事情就要做根本。

我们看到很多杂症顽疾，它们就好像一只只老虎难以降服，但是在功夫堂面前，它们都是纸老虎。

只要肯练敢练，就没有恶疾。真练就没有难题，就怕你假练假比划。

在这大寒冷的冬天，大家也练得蒸蒸发热，衣服脱了一件又一件，最后只剩一件底衣。我们有如此干劲，自然不怕疾病。

我们开始讲课，先讲石决明。

石决明咸，眩晕目昏。石决明味咸，可以治疗头痛眩晕，可以明目。

矿物药都能够重镇。高血压症，头晕眼花天旋地转，就可以用石决明降压明目。

有一位患者，他收缩压高达180mmHg，有一次他头晕摔倒在地，一个小时以后才慢慢起来，然后发现头都磕破了。孩子们都不在，他不知道怎么办好。

我看他脉象悬硬，赶紧用镇肝熄风汤加大黄治疗，既能降压还能通腹。这是泄洪理论，意思是二便通畅了，血压就下降。二便堵塞了，腹腔压力增长血压升高。

脉象实热有力的病证，就可以用泄洪理论。有力无力可辨虚实，实热脉象洪大有力，就要用疏泄的办法，这又叫逢堵必疏。

患者服药以后，血压很快就降下来，维持140mmHg左右，人也不眩晕了。

惊风抽搐。小儿高热惊风，四肢抽搐，可用石决明配伍钩藤等息风止痉的药物，再加羚羊角清热息风。

我们前面讲过，羚羊角粉治疗小儿高热惊厥效果很好，是急救药。

劳热骨蒸。身体疲劳过度，或阴虚骨头里都冒出热气来的患者，常常还兼肺热，晚上睡觉翻来覆去，十分难受。

这时可用石决明配伍地骨皮清虚热。我们也常用地骨皮、生地黄清骨头里的热。

石决明有一个重要作用，可以治疗中老年人眼花、目暗不明，尤其是夜晚老眼昏花。

这时可用石决明丸。方中石决明配伍滋阴补肾的熟地黄、菟丝子、五味子、山药，以及细辛、知母，治疗肝肾两虚，目暗无光。

方中为什么要用滋阴补肾的药？因为肝肾同源，肾水足则无肝火，眼睛就明亮。

过度眼疲劳就容易近视。疲劳过度还会使肝肾精血透支，目光也就暗下来。

加石决明还有一个目的，它可以让补药沉降到下焦，增强补肝肾的功效。

我们再接着来看。我经常说，我们在知足堂里要努力对待每一位患者，认真做好每一件事，并且要把堂口文化做起来。

因为彻彻底底治好一例患者，胜过粗浅地治疗一万例患者。

比如有一位血糖高的患者，他打胰岛素五六年，血糖值还超过20mmol/L。我们如果能把它扭转下来，那就是给所有血糖高的人辟开一条路，让他们看到希望。

我们把这些方法经验一条条列出来，告诉患者早上特训做什么，下午怎么做对他们有益，怎么休息更好，运动锻炼要注意哪些，足底反射疗法要按哪些穴位。

一条条就像柳老师的《手到病除术》那样列出来，每位患者都有针对性的特训，然后记录如何驯服恶疾这匹猛虎。

具体怎么做你们自己去琢磨。一般一个疾病列十条左右，重一点的疾病列15～20条。这样治病方略就出来了。

我们再看中药，香橼。

香橼性温，理气疏肝。香橼性温，能够理气疏肝。以前老年人吃东西犯呃逆，嚼一点香橼或陈皮下去，气行了呃逆就止住了，因为香橼能理气疏肝。

以前老人家里会腌制香橼放着，不是用做零食吃的。家里人吃撑了或是没胃口时，吃一点老香橼就能化积除胀，效果很好。

上次一位阿叔得了滞食症,三天没什么胃口,喝茶也没效果。然后他碰到一位阿公家里正好有两瓶老香橼,于是他向阿公讨要了一团回家泡水喝,后来食积化掉就有了食欲。

所以香橼化食滞、理胃气的效果很好,还能疏肝胆。如果一个人不开心了,吃饭也没胃口,就可以用香橼。

化痰止呕。酒食过多的人痰会多。香橼还可以化痰,所以老年人最好的零食就是香橼、佛手。

因为年老多痰,而且老人吃东西不易消化,易生痰涎,严重者可致呕吐。这时可以把香橼放在饭上蒸熟,吃完饭就拿一块嚼下去,痰涎就会被清理干净。

胀痛皆安。香橼还可以消除身体各处的胀痛不安。比如有的患者生气胁肋胀痛,或乳腺增生,或胆囊炎,都可以加香橼配伍治疗。

香橼加陈皮、麦芽泡茶,对于生气后肚胀胁胀的疗效相当好,而且很平和。

我们接着来看。现在有不少孩子多动浮躁,

有的有强迫症，还有的行为怪异。

碰到这种情况，父母担忧，老师头疼，要怎么办呢？我们把他多余的能量疏泄掉，他就能安静了。

小孩子多动是火象，他们的躁动不安多是由肝气郁结导致，所以打通经脉很关键。

孩子的特训应该排在药物之前。我认为，没有炼不好的钢铁，也没有练不强的孩子。

钢铁要炼好需要高温，人的身体筋骨，各方面要想练得好，就要趁热打铁，没有温度怎么行？练功夫的人都豪气干云，哪有什么肝气郁结？

真正锻炼的那些运动员，每个看起来面相都很宽和，练之前纠结相的，练久了他也会变得大度；练之前受气包样的，练久以后他会变得开怀样。

所以练功夫跟读书一样，可以改变一个人气质。

世间有两样东西可以改变气质，一样是文，一样是武。一个人最好的理想是什么？文能提笔安天下，武可上马定乾坤。这是古人的理想。

大意是提笔写出来的文章可以安定天下，武

艺高强到上马就能安定边疆骚乱。就是指一个人文武双全。

对个人而言，边疆是什么？就是人的皮肤，皮肤就是保护我们的屏障，邪气都是从皮肤穿透进身体来的。

我们通过练武术，就可以加强身体的卫外功能。一个人体魄好，他的抵抗力就高，忍耐力强，自身的正气就能抵挡外来的邪气。

我们接着看中药，佛手。

佛手性温，理气宽胸。佛手常跟香橼是兄弟，同用理气宽胸，爱生气爱发火的人们，可以饮用香橼佛手茶。时不时就来一句粗口骂人的人，也要喝香橼佛手茶。

疏肝解郁。肝郁不舒的患者，可用佛手泡茶喝。

我们曾门有六条祖训。

第一条，不要看不起人。看不起人，气凶了。

第二条，不要看不惯人。看不惯人，你心中的火就烧起来了。

第三条，不要纠结于心。纠结想不通，肝气

郁结，百病丛生。

第四条，不要放不下。比如你扛着一百斤的尿桶，扛不了多久，你就受不了了，就要赶紧放下。

试想一下，心中如果背负着思想包袱，何止千斤？人累就累在心里包袱。挑担可以让你长强壮，但是心理包袱只会让你遭殃。

第五条，不出口恶言。古人讲："恶言不出你的口，是非就不入你的身。"

一般身上有很多是非争端的人，他自己也喜欢说恶言恶语，这就是作用力与反作用力。所以听到是非，君子都是反省自己的过失。

这五条已经很厉害了，第六条你们基本上是做不到的，所以讲都没有用。

胀痛宜用。佛手治疗胀满疼痛效果很好。老年人哮喘、支气管炎、胸肋胀痛，痰多，佛手加胸三药（枳壳、桔梗、木香）合用，能很快消除胀痛。

有一位老先生治疗慢性肝胃病的处方里，基本上都用到佛手香橼。

我就问他，这么多患者他都用这两味药，是什么道理？

他说现代人就有两个特点，一个是吃得太好了，肠胃里基本上都有积滞，佛手香橼可以化积；一个是脾气太差了，动不动就火冒三丈，香橼佛手可以疏肝解郁。

所以这两味药经常联用，既能让患者理气脾气变好，还能助消化。

我认为人生满足四件事情，就很好。

好消化，拥有好胃口；好脾气，拥有好心情；好睡眠，拥有好精神；好排泄，大小便顺畅。这四好你都做到了，那就不得了。

我们治病也是达到这四好，恶疾也是这样治，小病也是这样治。总之让他吃好，睡好，心情好，排便好。

我们再接着看。我跟很多人都不拧巴，不较劲，我能做到这样是有方法的。

什么方法？当别人是花朵的时候，我们就要做土壤，因为花朵离不开土壤，而且土壤可以培养花朵。你如果也是花朵，那不就跟他相争了吗？当别人是土壤的时候，那我们就做肥料。

没有必要相争。做肥料既能够帮助到土壤，还可以给花儿补充营养。

当别人都做肥料的时候，太肥了花儿就会烂根，我们就别抢着去做肥料了，我们做雨露，因为肥料下去，还得有雨露，才可以滋润到花草的根部。

当别人是雨露的时候呢，我们就别抢着做雨露了，太多雨露就泛滥成灾，或者结霜了。我们就要做阳光，阳光可以让雨露蒸发。

所以我们任何时候都要努力成为人之所需。人加需是哪个字？儒。

一个真正的大儒，它能够满足人之大需也。解决他们的病苦，缓解他们的烦恼，成为各家所需，乃真正的大儒家。

所以我一般都不问大家的出身，我只问你们有什么愿望，需要解决什么问题。

学问要经世致用，你如果不能解决众人的问

题，这些学问就沤发霉了。

我们接着看薤白。

薤白苦温，辛滑通阳。薤白是温和的，号称心之菜。意思是心胸痹痛可以用它，因为薤白辛温通阳。薤白有一股冲鼻的味道，可以通开阳气。

辛夷花、苍耳子都有冲鼻的味道，所以它们可以宽胸开肺，可以宣肺通鼻窍。

下气散结。当胸有千千结，肚腹有很多怨气，就可以吃一些薤白。患者将薤白吃下去，可能整个上午都在排气，所以薤白有"放屁菜"之称。

肚腹排气了，解压了，心胸也就宽松了。所以薤白有下气散结之功。

胸痹宜尝。胸痹为什么要用放屁菜呢？胸中堵得厉害，气郁不得出，所以得从下面排气。这叫上病下治。

薤白还有一个重要作用，治疗痢疾，痢疾又叫滞下，指内伤饮食滞阻在肠胃里引发的腹泻。用四逆散加薤白50～80克，还可以加小量木香、黄连。几味药合用，治疗痢疾里急后重效果相当好。

有些心胸痹痛患者严重到连后背都痛，多是因为年轻的时候担了很多重物，肩背压伤了，如果他平时吃点薤白，尤其是天冷时吃点，他就舒服多了。

天冷时节，薤白加点酒，行气血效果很好。张仲景的瓜蒌薤白白酒汤，主治心胸痹痛，患者胸背痛得难忍，嘴唇也乌暗，喝这个汤就能气行痛止。

今天就到这里，更多精彩在明天。

方药集锦

1. 头痛、目痛

川芎茶调散。

2. 食积不消、食积化热

消积茶（茶、砂仁、陈皮、神曲、麦芽）。

3. 口腔溃疡

单用酒黄连泡水喝。

4. 胸背痹痛

瓜蒌薤白白酒汤（瓜蒌、薤白、白酒）。

5. 癥瘕积聚

积聚散（醋三棱、醋川芎、醋大黄）。

6. 产妇血晕、头晕

单用醋熏蒸鼻腔。

7. 心烦失眠

栀子20克，淡豆豉30克。

8. 伤寒头痛

栀子、川芎、葱白。

9. 发热后烦热

葱豉汤（葱白、淡豆豉）。

10. 脾虚泄泻，肛门脱落

莲子山药芡实汤。

11. 热入心包

莲子心、玄参、麦冬、水牛角。

12. 妇人白带量多、清稀

莲子、芡实、少量糖煮粥。

13. 更年期血虚脏躁、神躁不安

甘麦大枣汤（大枣、甘草、小麦），严重者配伍四逆散。

14. 呕吐

小半夏汤（生姜、半夏）。

15. 风寒感冒

葱姜红糖粥（葱、姜、红糖）。

16. 肩周炎

桑枝酒（桑枝泡酒）。

17. 眼红、眼赤痛

桑叶、蒲公英。

18. 补肝肾

桑椹子、枸杞子泡酒，也可加金樱子。

19. 血虚风痒

四物汤加丹参、石菖蒲、浮萍、荆芥、防风。

20. 风疹、荨麻疹

单用浮萍煮水外洗。

21. 水肿、前列腺炎、尿频尿急、小便不通等

辨证方中配伍浮萍。

22. 皮肤病、瘙痒、疹毒不透

柽柳条熬水洗澡。

23. 风痰、癫痫、喉痹

小剂量胆矾内服,治喉痹可加盐水吞服。

24. 眼睛溃疡溃烂,牙齿长脓包

胆矾散(胆矾、胡黄连、儿茶)。

25. 血压高且便秘不通

单用番泻叶。

26. 小孩子肚子胀满、厌食兼发热

单用番泻叶泡水服用,或加牵牛子(二丑)粉。

27. 大热、烦渴

三石汤（石膏、寒水石、滑石为君药）。

28. 烧烫伤

寒水石研成粉末外敷，严重者可少量内服。

29. 小儿丹毒

寒水石粉加猪胆汁外敷。

30. 小孩子发热

三根汤（芦根、白茅根、葛根各30克）。

31. 孕吐、闻食欲呕

芦根泡水服用。

32. 肺痈、浓痰蒙肺

四逆散配伍千金苇茎汤。

33. 小孩子疳积发热、骨蒸劳热，系统性红斑狼疮骨蒸发热

清骨散（含有银柴胡、胡黄连）。

34. 肺结核、骨结核骨蒸发热

银柴胡、胡黄连、秦艽、鳖甲、地骨皮。

35. 胸肋中气不畅

丝瓜络、桔梗。

36. 风湿热痹、红肿热痛

辨证方里头加丝瓜络50~80克。

37. 顽固痤疮及其他疮毒

仙方活命饮加丝瓜络50克。

38. 产妇经络堵塞，乳汁不通

单用丝瓜络。

39. 肝火眼赤，熬夜上火眼红

秦皮煮水洗眼。

40. 肛门红肿热痛

秦皮煮水外洗。

41. 湿热痢疾

白头翁汤。

42. 妇人赤白带下

秦皮、黄柏、蛇床子、艾叶、苦参煎水外洗，还可加百部。

43. 疔疮、恶疮、恶癣

新鲜的紫花地丁捣烂，内服加外敷。也可用蒲公英、败酱草代替。

44. 毒蛇咬伤

紫花地丁捣烂加雄黄外敷。

45. 痤疮

五味消毒饮（金银花、黄花地丁、紫花地丁、野菊花、蒲公英五味药）。

46. 肠痈、阑尾炎

单用败酱草80克。

47. 阑尾炎，腹痛、积热，火毒长疮

红藤煎（红藤、紫花地丁、金银花、连翘、大黄、牡丹皮、甘草、延胡索、乳香、没药）。

48. 疟疾

鸦胆子砸碎了吞服。青蒿素治疗疟疾效果更好。

49. 赘疣

鸦胆子捣烂敷在患处。

50. 皮肤湿癣、湿痒

白鲜皮、苦参、黄柏、百部，外洗。

51. 风湿痹痛麻木、热痹

白鲜皮。

52. 黄疸

茵陈、白鲜皮、蒲公英。

53. 瘙痒、脱皮脱屑等皮肤病

乌梅丸加白鲜皮、地肤子，辨证用量。

54. 梅毒

复方土茯苓汤（土茯苓、金银花、白鲜皮、威灵仙、甘草）。

55. 痛风

土茯苓100克，配伍四妙散、四逆散。

56. 妇人带下湿痒，湿热膝关节肿胀

土茯苓。

57. 扁桃体充血发炎、咽痛咳嗽

单用马勃，或加板蓝根煮水服用。

58. 严重热毒性咽炎

普济消毒饮加威灵仙、白英、青皮。

59. 湿热下注，阴囊潮湿

外用马勃粉，还可内服龙胆泻肝丸。

60. 口干舌燥咽喉痛，扁桃体发炎，热毒性咽炎

青橄榄、白萝卜捣烂，汁液含服。

61. 疮痈肿毒

橄榄汁加冰片或者儿茶外敷。

62. 大叶性肺炎、肺痈、结石

鱼腥草。

63. 尿道炎、膀胱炎、小便赤痛

鱼腥草、车前子合用。

64. 小三阳

板蓝根 50 克，五味子 10 克煎水服用。

65. 大头瘟毒

普济消毒饮。

66. 小儿夏季热

扁豆花、西瓜皮、金银花、竹叶心等。

67. 高脂血症、食油腻肥甘过度

荷叶陈皮茶（荷叶、陈皮）。

68. 血黏度偏高，血脂高

金银花、何首乌、白芍、荷叶。

69. 伤暑湿

荷叶和荷梗一起入药。

70. 咽喉吞咽障碍

苏梗、荷梗各20~30克泡水喝，严重时加四逆散。

71. 水肿胀满，腿沉

豆卷、薏苡仁、木瓜、防己。

72. 水肿、湿痹

四妙散、四逆散加防己、木瓜、豆卷、藿香、佩兰等。

73. 口中恶臭

丁香、佩兰。

74. 口苦

龙胆草、黄芩。

75. 口甜

藿香、佩兰。

76. 食用过量肥甘厚腻

荷叶、藿香、佩兰、丁香泡茶喝。

77. 前列腺炎、尿频尿急尿痛

辨证方加黄芪、白术、冬瓜子。

78. 大叶性肺炎

麻杏石甘汤加千金苇茎汤。

79. 小便淋漓涩痛，尿道炎、膀胱炎

单用海金沙，连藤带根、孢子一起使用。

80. 小便不利，尿液黄热，结石

海金沙 30～50 克。

81. 尿道结石，小便淋漓不尽

金钱草 100 克煮水喝。

82. 疮痈肿毒

金钱草、车前草捣烂加点白酒敷在患处。

83. 黄疸

金钱草、茵陈各50克水煎服,鲜品效果更好。

84. 热毒长脓疱疮

赤小豆捣烂了跟醋调匀外敷。

85. 脂肪瘤、脸上长痘疮、水肿

赤小豆蒸熟或煮糖水。

86. 肝硬化腹水

赤小豆鲤鱼汤。

87. 脚肿

泽漆煮水来泡脚,如有痰饮,可服用泽漆汤。

88. 瘰疬痰核

泽漆熬成膏外敷,内服时可与补气健脾药同用。

89. 黄疸、水肿、小便不利

单用葫芦50克水煎服。

90. 毒蛇咬伤

蛇药酒（重楼、半边莲）。

91. 疔疮肿毒、带状疱疹

半枝莲捣烂外敷。

92. 癌毒

辨证方配伍半边莲、白花蛇舌草、重楼（蚤休），气虚者加党参（人参）、黄芪。

93. 风湿痹痛

海风藤内服或外洗，内服可加鸡血藤、黄芪、当归。

94. 风湿痹痛、顽固肩周炎

蠲痹汤（羌活、独活、秦艽、桂枝、当归、川芎、木香、乳香、桑枝、海风藤、甘草）。

95. 筋骨无力

络石藤、当归、枸杞子泡酒。

96. 热毒痈疮

仙方活命饮里加络石藤30～50克。

97. 肩周炎、肩周痹痛

桂枝汤或黄芪桂枝五物汤加桑枝。

98. 脚气肿胀

苍术30克，黄柏20克，桑枝50克。

99. 肠胃湿热，小便黄赤

二妙散（苍术、黄柏）。

100. 痛风性关节炎、脚肿痛

苍术、黄柏、桑枝、土茯苓。

101. 高血压症

桑枝茶。

102. 筋骨麻痹疼痛

千年健、牛大力、枸杞子、川牛膝。

103. 风湿痹痛

十全大补汤加千年健、枸杞子、鸡血藤。

104. 跌打损伤

姜、千年健、鸡血藤、南五味子、杜仲、牛膝、川芎泡酒外用。

105. 膝关节疼痛

六味地黄丸加松节 80 克。

106. 不耐寒暑

单味药松节泡酒少量服用。

107. 阴阳两虚、两亏

四物汤、四君子汤加松节。

108. 耐寒能力差,手脚冰凉,贫血

归脾汤加松节 50 克。

109. 筋骨硬化屈伸不利，腿抽筋

伸筋草、淫羊藿各30～50克。

110. 关节肿痛、痹痛、头痛

伸筋草。

111. 脾气大，易生气

逍遥散或四逆散加伸筋草。

112. 孩子五迟，筋骨风湿痹痛，关节变形，筋骨痿软

虎潜丸。

113. 心悸失眠

虎骨、龙骨、远志、枣仁等打成粉末。

114. 强直性脊柱炎、顽固风湿痹痛

独活寄生丸配伍乌梢蛇，可酌情加减。

115. 皮肤顽疾、风湿关节不定痛

乌蛇荣皮汤。

116. 中风以后络脉不通，肌肉麻木等

大活络丹。

117. 顽固失眠

四逆散配伍枣仁汤加减（其中夜交藤 80 克，炒酸枣仁 30 克，延胡索 20 克）。

118. 劳累或体虚疲乏

葛根汤或桂枝汤加夜交藤。

119. 容易疲劳

生姜、大枣、桂枝、白芍、首乌、葛根煲汤。

120. 上火

莲子心、苦瓜，或茶叶。

121. 小孩子发热抽搐，神志不清

合用玳瑁、羚羊角。

122. 热毒瘀斑、血热引起的皮肤有出血点

犀角地黄汤。

123. 肝火眩晕、肝火亢盛引起的高血压症

镇肝熄风汤加大黄。

124. 小儿高热惊风，四肢抽搐

石决明、钩藤、羚羊角等，或单用羚羊角粉。

125. 虚热

石决明加地骨皮。

126. 肝肾两虚，目暗无光

石决明、熟地黄、菟丝子、五味子、山药、细辛、知母。

127. 呃逆

嚼用香橼或陈皮。

128. 生气后肚胀肋胀，肝气不舒

香橼、陈皮、麦芽泡茶，或香橼佛手茶。

129. 老年人哮喘、支气管炎

佛手加胸三药（枳壳、桔梗、木香）。

130. 内伤饮食停滞，痢疾里急后重

四逆散加薤白 50～80 克，可加木香、黄连。

131. 鞘膜积液或者盆腔积液

荔枝核、小茴香、适量酒。

132. 小儿疝气

补中益气汤加荔枝核。

133. 子宫肌瘤

荔枝核、山楂核、乌药。

134. 妇人寒凝瘀滞痛经

荔枝核、川芎、香附。

135. 肚腹隐痛，胸胁痛，胀气痛

荔香散（荔枝、木香）。

136. 呃逆

柿蒂、丁香、生姜，气虚者用人参代替生姜。

137. 燥咳

柿霜、雪梨。

138. 肾虚腰痛

刀豆放在猪腰子里煮熟了吃。

139. 肝气郁滞

玫瑰花大枣茶。

140. 厌食症

木香、玫瑰花。

141. 妇人月经闭塞、痛经

玫瑰花小茴香茶（玫瑰花、小茴香）。

142. 跌打损伤等有瘀血

玫瑰花加三七粉。

143. 劳累过度，颈肩酸痛

玫瑰花、三七、党参。

144. 惊悸怔忡

紫石英、龙骨、牡蛎加酸枣仁汤。

145. 疲劳气虚，劳伤，各类虚证的出血

仙鹤草、大枣。

146. 热血妄行导致的出血证

栀子10~15克。

147. 肺癌疼痛难眠

三七粉、党参粉。

精彩回顾

1. 千里之堤毁于蚁穴。

2. 没成就的时候要做茶壶，默默地用功夫把自己煮熟。

3. 没有迈不过的火焰山。

4. 少饮壮神，过多损命。

5. 冰冻三尺，非一日之寒。

6. 团队不需要人手多，要人手精干好用。

7. 少年壮则国壮，少年强则国强。少年肯吃苦，则国将来能吃苦。

8. 练兵跟锻炼一样，必须昼夜从事，如鸡孵卵，如炉炼丹。

9. 外部的变化,沧海桑田皆泡影;内心的突变,气质转换才是王道。

10. 学习要学师长圣贤,找水要找水源头。

11. 求完美的是艺术品,求完成的只是产品。

12. 小胜靠术,大胜靠德。

13. 有术而无德如有水而无泉源,不能够流远。

14. 现在好多人过得很光彩很有名,但是他们不如过得很明白的人。

15. 艺多不养身。

16. 只要有一线的希望,你都要付出万分努力去争取。

17. 好老师,不是把功夫绝技直接就传你,而是让你养成一种特训的品质。

18. 一个人长年累月都练一个招式,练出来就是绝招。

19. 人不需要那么多条件,只要能活着就可以创造奇迹。

20. 一个人有大目标,他才会有大动力。

21. 恶病不可怕，可怕的是恶因。

22. 善化没有恶缘，善转没有逆境。

23. 非圣书，屏勿视，蔽聪明，坏心志。

24. 一个人想要看得很远，就要守住本心，心没有名利挂碍，就能更长远。

25. 怎样趋利避害是医生一辈子要研究的课题。

26. 开心跟你所受的境缘没有关系，跟你的认知关系很大。

27. 心如果到位了，万事俱备。心不到位，永远只欠东风。

28. 烦恼起于爱憎，爱憎起于分别。

29. 不要分贫富贵贱，病情之轻重，路途之远近，还有关系之亲疏。

30. 君子之交，温不增华，寒不改弃，贯四时而长青，历坦途而益固。

31. 慎风寒、节饮食、惜精神、戒嗔怒。

32. 宰相肚里能撑船，将军头上能赛马。

33. 万物空虚的时候就能包容，自满自大的时候，就什么都装不下。

34. 谦虚天下可去，傲慢寸步难行。

35. 做到不贪功懂礼让，不论到哪里，我们都能够得到别人的尊重跟扶持。

36. 兵者，国之大事，死生之地，存亡之道，不可不察也。

37. 家有半边莲，可以伴蛇眠。

38. 书痴者文必工，艺痴者技必良。

39. 人能屈能伸是好事，不能屈不能伸是大问题。

40. 凡事慎始则易成！

41. 一个人站在黑夜里看到太极的白点，就如同困境中看到希望，看到曙光。

42. 心要平静，身要动摇。

43. 需要降服的不是别人，而是自身的坏习惯。

44. 除了平和，没有其他更好的养生妙药。

45. 任何一个中医者，都应该是一个环保者。

46. 人不练不健康，铁不打不成钢。

47. 做到三个七，身体健康排第一。吃饭七分饱，日行七公里，夜睡七小时。

48. 近处不能感动，未有能及远者。

49. 小事不能自理，未有能治大事者。

50. 一家不能和谐，未能和谐企业。

后　记

　　一位阿姨浑身是病，高血压、高血糖、腰膝痛、手麻痹……

　　我告诉她，你这是缺乏运动，并跟她讲了徒步的好处。

　　她坚持走了一周，发现饭吃多一碗也不觉撑，能睡着觉，心情舒畅，身体的疼痛随之减轻。

　　于是，阿姨便爱上了走路，不管是刮风下雨，还是晴天热晒，只要有空就出去走，一天不走都闷得慌。

　　她告诉我，已经丢掉了很多药，这样走下去，自信能活过一百岁!

　　要长寿健康很难吗?不难!不信,走着瞧!

　　《〈药性歌括四百味〉白话讲记⑧》已经完成,敬请期待下一部。

神在手前　　意透其中　　如网天罗
无病能逃

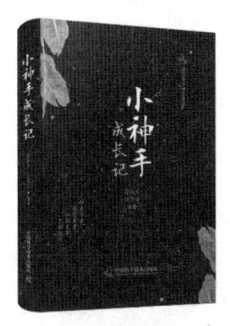

小神手成长记
曾培杰　汪雪美　编著
定价：35.00元

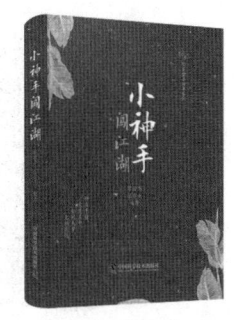

小神手闯江湖
曾培杰　汪雪美　编著
定价：35.00元

　　《小神手成长记》主要记载了作者教授十里八村的儿童明理、认穴、推拿治病的各种小故事，也是真实的治疗案例。作者曾培杰借用生活中的常识、现象来重新解读中医推拿按摩中常运用到的理论。作者以别样的角度重新命名这些难懂的中医推拿专业理论术语，显得活泼有趣又直接明了，如"春阳融雪理论""摇井理论""泄洪减压理论"等40个理论。并为这些理论编写了通俗易懂、朗朗上口的口诀，便于记忆和传播。全书语言风趣幽默，将枯燥的理论改头换面融入一个个小故事中，兼具了趣味性和学术性。适宜广大中医药爱好者和热衷于保健养生的人群阅读参考。

　　《小神手闯江湖》是《小神手成长记》的姊妹篇，也是这一系列中的实践操作篇。本书作者曾培杰结合自身多年的临床经验，博采众长，详细讲述了头面五官科疾病、消化系统疾病、皮肤科疾病、妇科疾病、泌尿系统疾病等100种疾病的中医推拿治疗方法和简单的方药。作者细致地讲解了每一种疾病，并附有症状、治法、调养宜忌和真实病例。全书结构条理清晰，语言通俗易懂，教授的方法简单易学。适合中医药临床工作者和广大中医药爱好者借鉴参考。

纷繁的世界里，有个中医的"桃花源"
闲来干干农活，看看田间的"扁鹊"

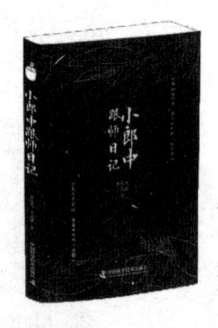

小郎中跟师日记
曾培杰　丁润雅　著
定价：28.00元

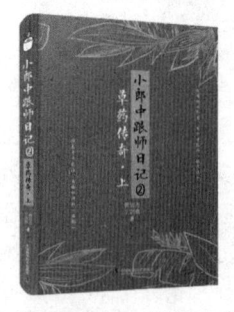

小郎中跟师日记②：草药传奇（上）
曾培杰　丁润雅　著
定价：30.00元

小郎中跟师日记②：草药传奇（下）
曾培杰　丁润雅　著
定价：30.00元

　　一位资深的医护工作者在重病之后，深切地体会到中医学的珍贵，毅然决然地从湖南来到广东省揭阳市五经富镇，登门拜师，跟随曾培杰医生学习中医。并用日记的形式记录下作者每日跟诊学习的收获和在田间劳作的乐趣，把曾培杰医生诊治诸多疾病的临床经验和学术思想，淋漓尽致地展现出来，也原汁原味地描绘出作者在这个美丽的南方小镇中生活的画面。通过作者每日跟诊学习的积累，可以看到中医师带徒这一教学模式的独特之处，在跟诊抄方之中，把中医之道传承下来。

一入中医之门，便像上了云山，白雾缭绕，使人昏昏昭昭。
愿这些医生能为诸君拨云见日……

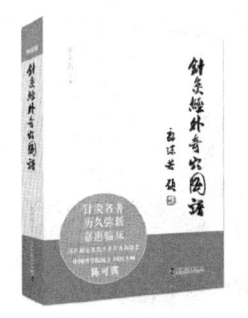

定价：182.00 元

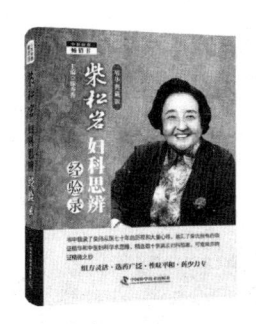

定价：49.80 元

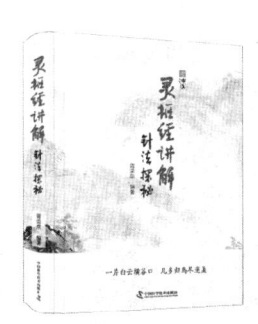

定价：128.00 元

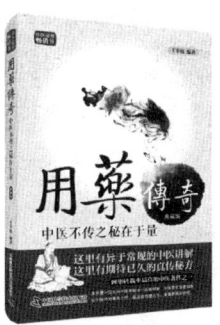

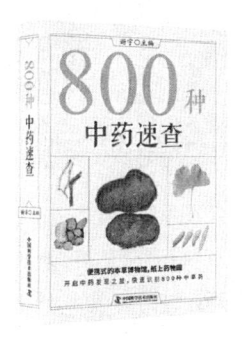

一片白云横谷口　几多归鸟尽迷巢……

定价：35.00 元

定价：35.00 元

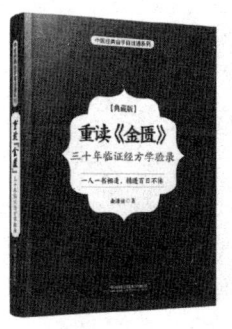

定价：48.50 元

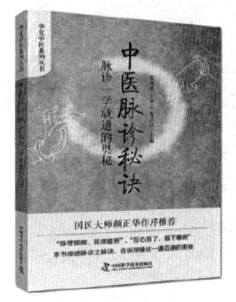

定价：29.50 元

定价：29.50 元

定价：35.00 元

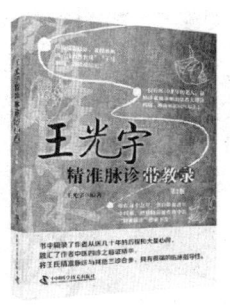

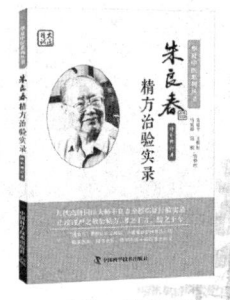

中国科学技术出版社·中医畅销书

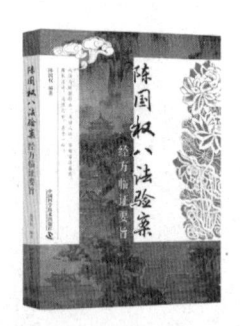

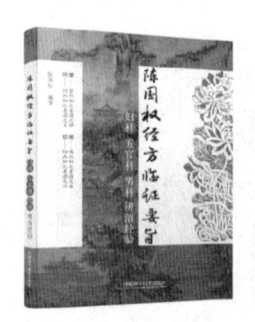

定价：35.00 元　　　　定价：38.00 元　　　　统一定价：35.00 元

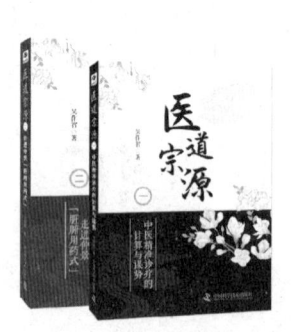

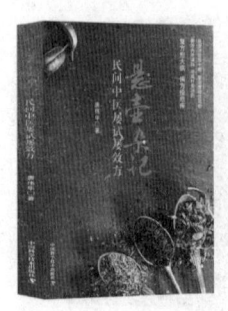

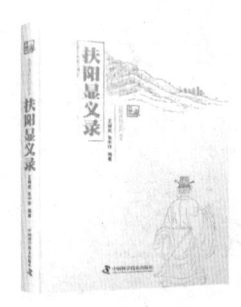

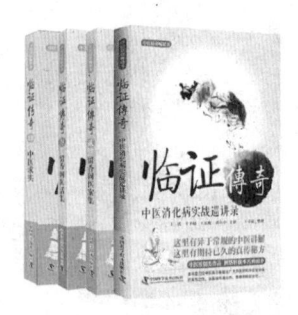

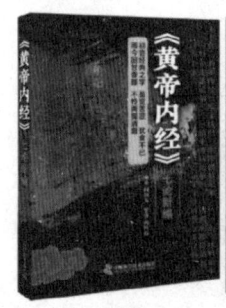

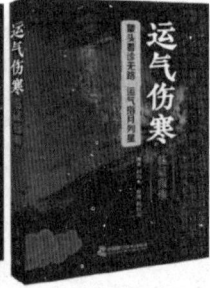

定价：35.00 元　　　　定价：45.00 元　　　　统一定价：35.00 元

定价：39.80 元　　定价：39.80 元　　定价：39.80 元　　定价：39.80 元

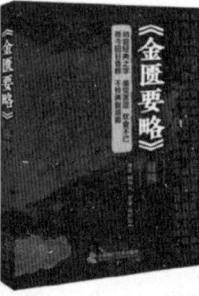

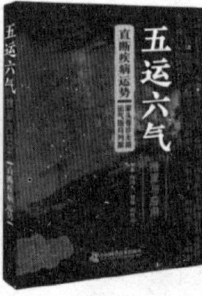

蒙头看诊无路，运气指月列星